일 년에 14kg 쏙!
내장지방 말리는
가장 의학적인 방법

일 년에 14kg 쑥!

내장지방 말리는
가장 의학적인 방법

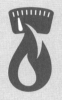

미즈노 마사토 지음 ● **박유미** 옮김

KOREA.COM

빠르게 내장지방을 태우는 올바른 방법을 찾다

2020년에 아주 큰 사건이 일어났습니다. 코로나바이러스COVID-19 팬데믹 사태가 발생했습니다. 이에 따라 방역 지침으로 전 국민에게 장기 간 '집에 머무르기'를 호소했는데, 결과적으로 운동량이 급격히 줄고 '집 콕' 스트레스로 인한 폭식까지 더해서 체중이 눈에 띄게 늘어난 경우가 많아졌습니다. 이른바 '코로나 비만'이 된 것입니다.

실제로 건강 진단을 해 보면 체중이 증가하면서 허리둘레가 늘고, 콜 레스테롤과 요산 수치가 증가하는 등 건강과 관련된 수치가 전반적으로 나빠진 사람이 많습니다. 반면에 원래 마른 사람은 식욕이 더욱 줄어들어 '코로나 다이어트'가 되어 버리기도 했습니다. 뚱뚱한 사람은 더 뚱뚱해 지고 마른 사람은 더 마르게 된 것이죠.

건강 검진에서 비만으로 확인되면 "운동을 다시 시작해야겠어요"라고 말하지만, 과연 운동으로 살을 뺄 수 있을까요? '이전의 운동량'+'이전의 식사'='이전의 체중'이라고 생각하기 쉬운데, 정말 이전의 체중으로 돌아 갈 수 있을까요? 안타깝게도 대부분은 '살이 찐 그대로 빠지지 않는' 상 태가 됩니다.

당신의 몸은 이미 변해 버린 겁니다. '이전의 운동량'만으로는 살을 뺄 수 없는 몸이 되어 버린 거죠.

고백하자면 저도 고도비만이었습니다

여러분께 고백할 것이 있습니다. 지금은 이렇게 책을 집필하거나 감수를 하고 때로는 방송에 출연해서 건강 정보를 전달하고 있지만, 저도 불과 약 6년 전에는 '고도비만'으로 엄청나게 비만한 몸이었고 지방간도 있었습니다. 외래 진료를 할 때 환자들에게 "체중을 줄이세요"라고 말하면 "선생님도요!"라는 대답을 들을 정도였습니다. 무안하고 당황스러웠죠.

지방간만 있던 게 아닙니다. 역류성식도염과 수면무호흡증도 발병한 상태였습니다. 역류성식도염으로 위산 분비를 억제하는 강한 약을 매일 먹었습니다. 수면무호흡증은 주위에서 걱정할 정도였고, 자다가 숨쉬기가 답답해서 깨는 일도 있었죠.

물론 저도 체중이 서서히 증가할 무렵에는 나름대로 건강을 챙길 생각이었습니다. 게다가 의사니까 '나름 전문가'라는 생각에 일반인보다 상당히 신경을 썼습니다. 그래서 그 당시 다이어트의 왕도라고 여긴 칼로리 제한 방법으로 체중 감량을 시도했습니다. 그런데 역효과가 나타나 살이 더 쪄 버렸습니다. 매일 환자를 지도하는 의사인데 그런 지경이 된 것입니다.

그런데 그 후 1년 만에 14kg 감량에 성공하고 지방간도 좋아졌습니다. 전에는 외출하는 것도 귀찮아했지만 감량 후에는 상당히 적극적인 성격으로 변해서 텔레비전과 라디오 방송 매체에도 출연하게 되었고, 이를 계기로 책을 집필하고 감수하였으며, 전국 각지에서 강연하는 등 열정적으로 활동하게 되었습니다. 이후 역류성식도염 약도 필요 없게 되었으며, 지금은 수면 중에 호흡이 멈추는 일도 완전히 없어지고 횡단보도 신호가 바뀔 때 달리기를 해도 숨이 차지 않을 정도가 되었습니다.

지금부터 제가 실천한 '내장지방 없애는 방법'에 대해 알려드리고자 합니다. 이 방법 덕분에 제 몸에서는 빠른 속도로 내장지방이 줄어들기 시작했습니다. 오래도록 다이어트의 정석으로 알려진 칼로리 제한을 했을 때는 체중이 순식간에 늘어나 도무지 제동이 걸리지 않았는데 말이죠. 이 책을 통해 이런 문제를 해결함으로써 내장지방을 제거하는 올바른 방법을 전하고자 합니다.

당신의 내장지방이 늘어나는 원인은?

체지방이 자꾸 늘기만 하고 도무지 줄어들 가망이 보이지 않는 가장 중요한 이유는 뭘까요?

물론, 운동 부족이나 유전의 영향이 없는 것은 아닙니다. 분명 영향을 받지만, '가장 중요한 이유'는 아닙니다.

내장지방이 증가하는 가장 큰 요인은 '식사'입니다. 매일 당연하게 먹는 식사가 체지방을 늘리고, 줄어들지 않는 체중을 만드는 가장 중요한 원인입니다. 많은 사람이 살이 찌지 않으려 늘 신경을 씁니다. 당연히 가장 신경 쓰는 것은 매일 먹는 식사일 것입니다. 그런데 이러한 노력이 무색하게도 비만은 전체적으로 꾸준히 늘고 있습니다. 살이 찌지 않기 위해서 지금까지 당연시해 왔던 방법으로는 비만 방지 효과를 별로 기대할 수 없다는 잔혹한 진실 때문입니다.

식사를 어떻게 해야 지방이 계속 늘어나는 것을 멈출 수 있을까요? 줄어들지 않는 몸의 지방을 줄이고 건강해지는 방법은 무엇일까요? 더 나아가 질병 걱정 없이 살아갈 수 있는 영양 섭취 방법은 무엇일까요?

당신의 바람을 실현하기 위해 이 책에서는 단순한 기술을 전하는 대신 다음의 두 가지를 자세히 알려드립니다.

- 내장지방이 증가하는 신체 반응
- 내장지방을 계속 태우는 신체 반응

'식사량을 줄이는 것', 'OO을 끊는 것', 'OO을 먹는 것'만으로는 내장지방을 제거하거나 줄일 수 없습니다. 이런 사실은 이 책을 구입한 많은 독자 여러분이 이미 눈치챘을 것입니다.

몸에 내장지방이 자꾸 쌓이는 것은, 무의식중에 '내장지방이 증가하는 신체 반응'을 계속 일으키고 있기 때문입니다. 그런 신체 반응이 줄어들지 않는 것은 '내장지방을 태우는 신체 반응'이 전혀 일어나고 있지 않기 때문입니다. 우선, 이 두 가지 반응이 어떤 구조로 발생하는지부터 이해해야 합니다. 그런 다음 내장지방을 늘리지 않으려면 어떻게 해야 좋은지, 내장지방을 계속 태워서 줄이려면 어떻게 해야 좋은지 소개하겠습니다.

이 책에서 안내할 식사법은 단지 '내장지방을 줄이는' 효과에서 끝나지 않습니다. 내장지방을 줄이는 것은 '건강 상태를 향상한다'라는 최종 목표의 중간 과정에 지나지 않습니다.

이 책에 나오는 방법을 실행하면 내장지방을 제거하는 동시에 당뇨병과 고혈압 개선을 기대할 수 있습니다. 기존의 치료법에 따른다면 고혈압이나 당뇨병 약은 평생 복용해야 합니다. 특히 당뇨병은 일반적으로 인슐린을 맞기 시작하면 멈출 수 없으며, 맞는 양과 횟수가 점점 증가하는 경우가 대부분입니다. 하지만 이 책에서 설명하는 방법을 실천하여 약 복

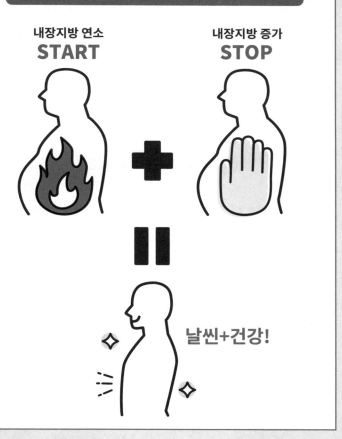

이 책에서 알려주는
내장지방을 제거하기 위한 두 가지 방법!

내장지방 연소
START

내장지방 증가
STOP

날씬+건강!

용이 필요 없어지고 인슐린 자가 주사를 졸업하기도 합니다. 제 환자 중에 통원치료도 졸업하고 1년에 1회 건강 진단만 하는 분도 몇 명이나 됩니다. 기존의 치료로는 생각할 수 없던 효과죠. 물론 이 환자들은 생활 습관병이 개선되면서 내장지방도 줄었습니다. 내장지방은 건강이 향상되면 자연히 줄어듭니다.

여기까지 말하면, 기존에 여러 의사가 했던 '건강한 식사를 위한 지도법'과 '기존 치료'에 대해서 불신과 분노를 느낄 수도 있습니다. '지금까지 의사가 권장해 주는 식사를 착실하게 했는데!'라면서 말입니다. 하지만 의사는 24시간 365일 꼬박 내 곁에 있지 않으므로 세부적으로 도움을 주는 데는 한계가 있습니다. 건강을 되찾고 향상하도록 만들기 위한 '주인공'은 바로 자기 자신이라고 생각해야 합니다. 자신만이 그 상황을 바꿀 힘을 가지고 있죠. 남의 힘을 빌려서는 상황을 바꿀 수 없습니다.

오늘날에는 인터넷과 SNS를 통해 도움이 되는 정보를 모아서 실천하면 '내 건강은 내가 지킬 수 있다'고 생각하는 분위기가 이미 형성되어 있습니다. 문제는 인터넷 정보의 옥석을 가리기가 너무 힘든 데다 대부분은 '옥'이 아니라 '석'에 불과하다는 것입니다.

그래서 여러분에게 '옥'을 알리기 위해, 지금까지 환자들과 연마해 온 효과가 확실한 내장지방 줄이는 식사법을 이 책에 담았습니다. 당신 스스로가 주인공이 되어 지금 바로 건강을 되찾을 때입니다. 이 책을 길잡이로 해서 오늘부터 시작하기 바랍니다.

차례

CHAP 8. 내장지방을 태워서 말리는 '단백지질식'

: 배부르게 먹고도 14kg 감량에 성공한 최강 식사법

내장지방을
증가시키는 주범

'비만을 부르는 신체 반응'이란?

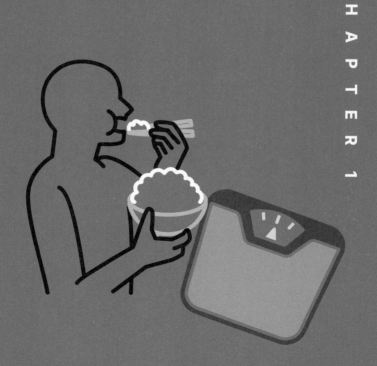

CHAPTER 1

이제 전 세계적인 문제가 된 비만

현대인의 비만 문제는 얼마나 심각한 상황일까? 먼저 전체적인 현상부터 살펴보자.

20세 이상의 비만율은 남성이 33%, 여성이 22.3%이다. 최근에는 20~30대에서 신체질량지수BMI 30 이상인 고도비만이 증가하는 것도 문제다(일본 후생노동성 〈2019 국민건강 영양조사〉). 게다가 세계 각지에서 어린이 비만과 대사증후군이 문제가 되고 있는데, 전 세계 미성년자의 비만은 2016년 기준 1억 2,400만 명 이상이라고 한다(참고: 영국 BBC 뉴스 https://www.bbc.com/news/health-41550159; 질병관리청의 〈국민건강영양조사〉에 따르면 2020년 기준 한국인의 비만율은 38.3%로 남성 48%, 여성 27.7%다 — 편집자주).

비만의 원인인 체지방을 줄이면 당뇨병 위험이 줄어든다. 당뇨병은 개개인의 문제가 아니라 사회 문제가 되고 있는데 '당뇨병이 강하게 의심되는 환자'가 2016년에 추계 1,000만 명을 돌파했다. 일본투석의학회가 2019년 발표한 조사에 따르면 만성 투석 환자의 원질환 중 가장 많은 것이 당뇨병으로, 그 수가 13만 명을 넘는다고 한다. 당뇨병은 투석의 원인 질환 1위이며, 실명의 원인 질환 3위다. 게다가 치매나 암 등과도 관련이 있다고 추정된다 (질병관리청의 〈국민건강영양조사〉에 따르면, 한국인의 당뇨병유병률은 2020년 기준 10.7%로, 남성 13%, 여성 8.2%다).

이러한 사실은 개인이나 특정 국가에 국한된 것이 아니라 전 세계적으로 공통되게 나타나는 문제다.

비만이 왜 큰 문제일까?

건강을 챙기거나 다이어트를 하려는 사람은 평소 몸에 지방이 너무 쌓이지 않도록 나름대로 '주의'한다. 가끔 과식하기도 하지만 대체로 양을 조절해서 먹으려고 할 것이다. 그런데도 내장지방이 계속 쌓이는 이유는 무엇일까?

'그러고 보니 운동이 좀 부족한 것 같기도 하네'라고 생각하는 사람이 있을 것이다. 운동 부족은 관련이 있기는 해도 가장 중요한 이유는 아니다. '가족과 친척이 모두 살이 찐 걸 보면 유전이 아닐까? 그러면 어쩔 수 없잖아'라고 생각할 수도 있다. 물론 유전적 요인으로 '살찌기 쉬운 체질'인 사람도 있을 것이다. 최근 '비만 유전자'에 대해서 여러 가지 사실이 밝혀졌다. 그중 몇 가지만 살펴보자. 비만 유전자는 에너지 대사와 관련된 유전자다. 그중 흥분하면 분비되는 호르몬인 '아드레날린'과 관련된 비만 유전자(베타-3 아드레날린 수용체)가 유명하다. 지방 분해를 촉진하는 이 수용체의 유전자 변이 때문에 대사율이 저하되고 쉽게 살이 찌는 것이다. 현재까지 발견된 비만과 관련된 유전자는 50개가 넘는다.

일반적으로 비만의 원인을 유전이 30%, 환경이 70%라고 본다. 즉, 유전자에 이상이 있는 특별한 경우가 아니라면 대부분 환경의 영향을 받는다. 만약 당신이 비만이라면 유전이 아닌 다른 요소가 큰 영향을 미쳤을 가능성이 크다. 개선될 여지가 충분하다는 뜻이다.

비만 유전자는 환경의 영향을 크게 받듯, 내장지방이 증가하는 것도 환경에 의한 영향이 크다고 할 수 있다. 당신이 무의식중에 선택한 환경이 '내장지방을 증가시키는 신체 반응', 그리고 '내장지방이 잘 타지 않는 신체 반응'을 만들었을 가능성이 크다.

어떤 환경이 내장지방을 증가시키고, 무엇이 내장지방을 감소시키는 것일까?

내장지방이란 무엇이며, 몸속에서 어떤 역할을 하는 것일까?

먼저 내장지방의 정체를 깊이 들여다보기로 하자.

내장지방을 증가시키는 주범은
지질이 아닌 당질

내장지방이 '늘어나는 요소' 중 가장 큰 원인은 뭘까? 정답부터 말하자면 '당질 섭취'다.

'내장지방이면 기름 아닌가? 당질이 무슨 잘못이지?'라며 의아해할 수도 있지만, 내장지방을 증가시키는 주범은 당질이다. 탄수화물, 설탕 등의 섭취로 당질이 몸속으로 들어오면 우리 몸에서는 비만 호르몬으로 불리는 인슐린이 대량으로 분비되기 시작한다. 이 인슐린의 작용에 의해 에너지로 사용하고 남은 당질이 지방으로 저장되면서 살이 찐다. 이것이 바로 '내장지방이 증가하는 신체 반응'의 정체다.

내장지방을 증가시키는 신체 반응

반대로 고칼로리 음식을 섭취해도 인슐린이 거의 분비되지 않는다면 아무리 살이 찌고 싶어도 살이 찌지 않는다. 우리 몸이 그렇게 만들어졌기 때문이다. 따라서 당질을 과다 섭취하지 않으면 고칼로리 음식을 먹어도 살이 찌지 않는다. 이런 이치를 이해하면 여전히 위세를 떨치고 있는 '칼로리 이론'이 얼마나 의미 없는지 알게 될 것이다.

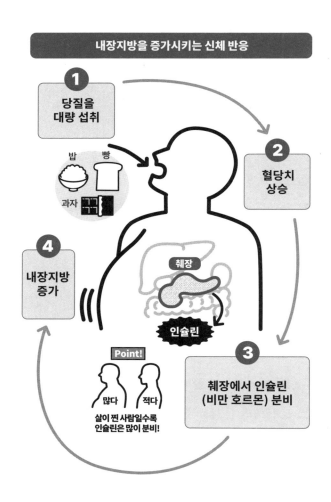

내장지방을 증가시키는 신체 반응

1 당질을 대량 섭취

밥 빵 과자

2 혈당치 상승

4 내장지방 증가

췌장

인슐린

Point!

많다 적다

살이 찐 사람일수록 인슐린은 많이 분비!

3 췌장에서 인슐린 (비만 호르몬) 분비

우리 몸은 효소 작용에 의해 촉진되는 대사와 호르몬의 작용으로 24시간 조절된다. 효소의 대사 작용이나 호르몬 조절을 전혀 고려하지 않은 칼로리 이론은 구태의연한 사고방식이다.

당질을 대량으로 섭취하지 않으면 인슐린도 대량으로 분비되지 않는다. 따라서 당질을 제한하면 '내장지방을 증가시키는 최대 요인'인 인슐린의 대량 분비를 피할 수 있다.

당신이 모르는 인슐린의 비밀

내장지방을 증가시키는 주범인 인슐린은 매우 중요한 호르몬인 데 비하여 잘 알려지지 않았다. 심지어 내가 방송에 출연했을 때 "시청자들이 이해하기 어려우니까 인슐린이란 단어를 빼고 설명해 주세요"라는 말을 듣기도 했다.

하지만 건강하게 내장지방을 줄이려면 인슐린에 대해 반드시 이해해야 한다. 기본적인 내용을 이해하지 못한 채 '이렇게만 하면 될 거야'라고 생각하면 결국 실패할 수밖에 없다. 개개인의 특성이 다르고, 상황에 따라 변수가 생길 수 있기 때문이다.

이 책에도 가능한 한 많은 사람에게 적용되는 내용을 담으려고 노력했지만, 모두에게 똑같이 적용될 수는 없다. 따라서 이 내용을 자신에게 맞게 조절하려면 '단순한 노하우'만 배우기보다 기초적인 사항부터 이해하는 것이 중요하다.

그런 뜻에서 이제부터 '당신이 모르는 인슐린의 비밀'에 대해 자세히 알아보자.

당질을 섭취할 때만 인슐린이 분비될까?

당질을 섭취하면 인슐린이 분비된다. 이 말은 이해했을 것이다. 그러면 당질 외의 영양소를 섭취할 때는 어떠할까? 단백질이나 지질은 인슐린 분비를 증가시킬까? 영양소별로 살펴보자.

단백질을 섭취해도 인슐린 분비가 증가할까? 한마디로 답하면 '증가'한다. 하지만 당질을 섭취할 때만큼 인슐린이 많이 분비되지 않는다.

사람의 몸은 기본적으로 당질로부터 포도당을 생성하여 에너지를 얻는데, 오랜 시간 당질을 섭취하지 않아 간에 저장된 포도당까지 모두 써 버리면 '당신생' 작용으로 영양소를 공급받는다. '당신생 糖新生, glyconeogenesis'이란 단백질과 지질을 통해 신체의 에너지 연료인 포도당을 만들어 내는 시스템이다.

당신생 작용으로 단백질이 체내에서 당질로 변하면, 이렇게 만들어진 당질을 세포 안으로 가져오기 위해 많은 세포에서 인슐린을 요구한다. 따라서 당신생 작용으로 당이 만들어지면 그 수준에 맞춰 인슐린 분비가 일어난다.

'에너지를 특별히 소비해서' 단백질로부터 당을 만들어 내는 대사 작용이 당신생이다. 따라서 정제된 당질을 대량 섭취했을 때만큼 혈당치가 쑥쑥 올라가지 않기 때문에 인슐린이 단번에 대량으로 분비되는 일은 거의 없다.

단백질과 아미노산 자체도 인슐린 분비를 자극한다. 근육 트레이닝을 하는 경우에는 아미노산의 일종인 '류신 leucine'이 근육의 합성을 촉진하기 위해 인슐린 분비를 유도한다. 또 유청 단백질 whey protein(카세인을 제거한 유단백질)의 '유청'도 인슐린 분비를 증가시킨다.

내장지방이 많으면 인슐린에 대한 반응이 약화되는 인슐린 저항성이 생긴다. 인슐린 저항성이 커지면 뇌는 인슐린이 부족하다고 판단해 인슐린 생산량을 늘린다. 그래서 같은 양의 단백질을 섭취하더라도 내장지방이 많으면 인슐린이 더 많이 분비된다. 예를 들어 내장지방이 많은 사람은 닭가슴살만 섭취해도 인슐린이 대량 분비된다. 이렇게 '살이 찔수록 살을 빼기 어려워지는' 문제가 생긴다.

내장지방이 많으면 당질뿐만 아니라 단백질을 섭취할 때도 인슐린이 대량 분비된다. 이렇게 대량 분비된 인슐린은 체지방을 증가시키고 지방의 연소를 완전히 멈추게 한다. 살이 찌면 '살을 빼기 위해 더욱더 살을 빼야 하는' 딜레마에 빠지게 되는 것이다.

이 딜레마를 넘어서기 위해서 살이 찐 사람은 다이어트를 할 때 칼로리를 제한하는 식단을 적용하는 경우가 많지만 그 효과는 금방 사라진다. '처음에는 체중이 줄지만 더는 변화가 없는' 상태가 지속되는 일이 흔하다. 에너지 섭취량을 줄이면 적은 에너지로도 살아갈 수 있도록 에너지 소비량도 줄어들기 때문이다. 이런 점에서 생각해도, 칼로리를 제한하는 다이어트는 절대 추천할 수 없는 방법이다. 신진대사가 떨어져서 더욱 살찌기 쉬운 몸이 되어 버린다.

단식처럼 에너지 섭취량을 확연하게 줄이면 체지방과 체중이 모두 줄어든다. 하지만 이런 경우에는 단백질도 동시에 분해되는데, 단백질이 부족하면 근육이 줄어든다. 따라서 단백질은 반드시 필요량을 섭취해야 한다.

지질을 섭취하면 인슐린 분비가 증가할까?

당질이 포함되지 않은 '순수 지질'만 섭취할 경우 인슐린 분비가 증가할까? 한마디로 대답하면 거의 증가하지 않는다. 다만, 여러 조건이 겹치면 인슐린 분비가 미미하게 증가할 수 있다. 당신생은 단백질뿐만 아니라 지질의 일부도 재료로 사용해서 포도당을 만들기 때문이다.

당신생 작용에 따라 지질에서 포도당이 만들어지면 인슐린이 분비된다. 다만, '인슐린 분비가 증가'할 정도의 당은 만들어지지 않는다. 하지만 몸에 내장지방이 잔뜩 끼어 있거나, 소량의 당질

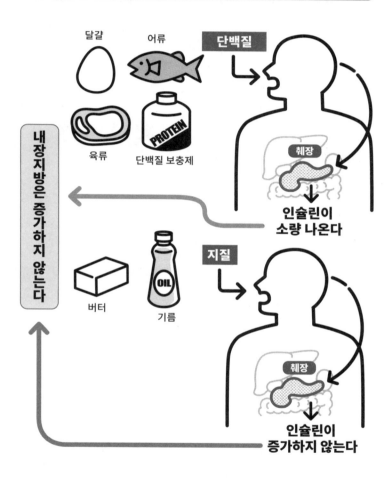

이 포함된 지질을 섭취하면 복합적인 작용으로 인슐린 분비가 현저하게 증가할 수 있다. 어디까지나 이론상으로는 조건이 겹치면 가능성이 아주 미미하게 있다는 정도다.

이것은 상당히 제한된 경우에 불과하므로, 기본적으로는 '순수한 지질'만 섭취한다면 인슐린 분비가 증가하지 않는다고 생각하면 된다.

비만 호르몬(인슐린)이 제로가 된다면?

'비만 호르몬인 인슐린이 거의 분비되지 않는다면'이라는 구절에서 이런 생각을 하는 사람도 있을 것이다.

'인슐린이 비만 호르몬이라면 '거의'가 아니라 '전혀' 분비되지 않는 게 좋을 거야.'

'살찌게 하고 건강을 해치는 호르몬이라면 없어도 되는 거잖아?'

실제로 인슐린이 제로인 상태가 되면 우리 몸은 어떻게 될까? 체내에서 인슐린이 전혀 분비되지 않을 경우, 몇 시간이 지나면 포도당이 세포에 흡수되지 못하고 혈액에 쌓여 온몸의 조직이나 장기에 여러 가지 장애를 일으킨다. 결국 하루 만에 의식 불명의 중태에 빠지고 이런 상태가 지속되면 목숨을 잃는다.

이런 이유로 혈액 속에 소량의 인슐린이 24시간 존재한다. 이른 아침 공복시, 즉 췌장이 자극을 받지 않았을 때의 인슐린 분비를 '인슐린 기초 분비'라고 하며, 식후에 추가로 분비되는 것을 '인슐린 추가 분비'라고 한다. 지속적으로 조금씩 나오는 인슐린 기초 분비는 인간이 살아가는 데 필수적이며 최소한의 인슐린 양이다.

설령 모든 당질 섭취를 금지하는 '당질 끊기' 식사를 하더라도 식후에 인슐린이 추가로 분비된다. 인슐린이 추가 분비되지 않으면 역시 인슐린 부족 상태가 되어 몸에 여러 가지 장애를 일으킨다. 인슐린 부족에 따른 구체적인 증상은 체중 감소, 식욕 감퇴, 메스꺼움, 구토 등이다. 이런 증상은 환자들을 진찰하면서 확인할 수 있었다.

예를 들면 당뇨병을 살펴보자. 우리가 일반적으로 생각하는 당뇨병은 제2형 당뇨병이다. 식이요법과 내복약으로 조절하는 것은 모두 제2형 당뇨병이다.

그런데 인슐린 주사가 생명 유지에 절대적으로 필요한 사람들도 있다. 바로 제1형 당뇨병 환자다. 제1형 당뇨병은 췌장에서 인슐린이 전혀 분비되지 않아 발생한 당뇨병이다. 즉 그대로 두면 체내의 인슐린이 제로 상태가 되어 버린다. 현재는 제1형 당뇨병에 대한 진단 기준이 없어서 인슐린 주사가 필요 없는 사람도 제1형 당뇨병으로 진단하는 상황이다.

1형 당뇨병 환자가 인슐린을 맞지 않거나, 맞을 기회를 놓치거나, 인슐린의 필요량이 증가한 상태일 때 몸의 상태가 무너지는 것을 쉽게 볼 수 있다. 최소 필요량보다 부족한 경우에도 이와 비슷한 증상이 나타나 생명을 위협하기도 한다.

인슐린이 부족해서 몸 상태가 악화되어 입원했음에도 "인슐린 주사를 맞지 않고 낫도록 노력해 보겠다"라는 사람을 여럿 보았다. 하지만 이후에도 몸 상태는 전혀 나아지지 않았다. 산성이 되어 버린 체질을 알칼리성으로 만들어 주는 약을 처방하고 신진대사 개선을 위한 각종 비타민을 투여했지만, 전혀 개선되지 않았다. 그러다가 인슐린 제제를 투여하니 즉시 개선되는 것을 확인했다. 이처럼 췌장에 필요한 양만큼 인슐린을 분비하지 못하면 외부에서 인슐린 제제를 투여해야 한다.

인간이 살아가는 데 필요한 최소한의 인슐린 기초 분비량이 있다. 인슐린은 인체에 없어서는 안 되는 호르몬이므로 특별히 체내에서 만드는 것이다.

인슐린은 '몸을 만드는 호르몬'

인슐린은 '살찌게 하는 것' 외에 어떤 기능을 할까? 인슐린은 혈당을 낮추는 호르몬으로 잘 알려져 있다. 인슐린의 도움으로 혈액 속의 포도당이 세포로 흡수되면 이로 인해 혈당치가 낮아진다. 이처럼 인슐린은 '혈당을 낮추는 작용'과, '세포 안으로 에너지원을 가져와서 저장'하는 기능을 한다.

분해하는 것을 '이화異化', 만드는 것을 '동화同化'라고 하는데, 몸을 만드는 기능을 '동화 작용'이라고 하며 이런 기능을 가진 호르몬을 '동화 호르몬'이라고 한다. 인슐린은 동화 호르몬의 한 종류다. 그 유명한 성장 호르몬도 동화 호르몬이다. 선수들의 근육 강화제로 사용되며 도핑 약물로 유명해진 아나볼릭 스테로이드 anabolic steroid(단백 동화 스테로이드), 성호르몬인 테스토스테론과 에스트라디올 estradiol도 동화 호르몬이다.

인슐린이 몸을 만드는 동화 호르몬 중 하나지만 '몸을 만들지 않는다고 해서 당장 어떻게 되는 건 아니겠지?'라고 생각할 수도 있다. 그렇게 생각한다면 '인슐린이 제로가 되면 단 몇 시간 만에 몸 상태가 나빠져서 하루 만에 목숨까지 잃는다'는 사실을 이해하지 못한 것이다.

인슐린이 제로 상태가 되면 왜 그렇게 반응이 빨리 나타나는 것일까? 인슐린이 몸을 만드는 바로 앞 단계에서 '혈중 포도당 (=혈당)을 세포 안으로 넣어 주는' 작용을 하는데, 인슐린이 제로 상태면 이것을 못 하기 때문이다. 인슐린의 작용으로 에너지원인 포도당이 세포로 들어가고, 인슐린이 없으면 포도당을 세포 속으로 가져올 수 없다(뇌, 간세포, 적혈구, 장점막 등은 인슐린 없이도 포도당을 세포 안으로 가져올 수 있다). 즉 인슐린이 없으면 세포는 즉시 에너지 부족 상태가 되어 불과 몇 시간 만에 몸 상태가 무너지게 된다.

나는 "특수한 사태를 제외하면 당질을 섭취할 필요가 없다"라는 말을 자주 하는데, 이는 당질을 '직접' 섭취할 필요가 없다는 뜻이지 우리 몸에 당질이 필요 없다는 뜻이 아니다. 혈중 포도당이 완전히 제로가 되면 누구라도 즉시 생명을 잃는다. 혈당치 제로인 상태에서 생명을 유지할 수 있는 사람은 없다. 따라서 당질을 직접 섭취할 필요는 없지만, 몸 안에 당질은 항상 존재해야 한다.

때에 따라서는 당질을 직접 섭취해야 하는 '특수한 경우'도 있다. 예를 들면 다음과 같은데, 이런 경우에는 당질을 증상에 맞는 양만큼 섭취해야 한다.

〔당질 섭취가 필요한 특수한 경우〕

① 몸을 분해하는 이화 상태(소모성 질환, 염증 등)

② 너무 마른 상태(당질 이외의 에너지인 단백질과 지질이 부족함)

③ 간부전(혈당을 만드는 공장인 간이 쉬고 있음)

④ 고도의 신장 기능 장애(지질 섭취는 제한할 필요 없지만, 단백질 섭취가 제한됨)

⑤ 특수한 대사 이상증(긴사슬지방산 대사 이상증, 요소 회로 이상증 등)

대사증후군의 원인은 지질이 아니다!

내장지방이 문제로 제기되기 시작한 큰 계기는 '대사증후군'이 방송 매체에 자주 언급되고 각종 검진이 활발히 이루어지면서부터다. 대사증후군의 진단 기준은 복수의 학회에서 정해진 것이 널리 이용되고 있다.

그 진단 기준은 다음의 2단 구조로 되어 있다. 필수 조건은 '허리둘레가 일정 기준 이상'일 것이고, 여기에 다음의 세 항목 중 두 항목을 충족하면 일반적으로 대사증후군으로 판단한다.

- 지질의 혈액 데이터 이상(높은 중성지방치, 낮은 HDL콜레스테롤치)
- 고혈압
- 고혈당

[대사증후군 진단 기준]

- 허리둘레: 남자 85cm 이상, 여자 90cm 이상(한국은 남자 90cm, 여자 85cm 이상)
  이는 필수 조건이며, 아래 내용 중 두 가지 이상에 해당하면 대사증후군임.

- 중성지방: 150mg/dL 이상
- HDL콜레스테롤: 40mg/dL 미만(한국은 남자 40mg/dL, 여자 50mg/dL 이하)
- 혈압: 130/85mmHg 이상
- 공복 혈당: 110mg/dL 이상(한국은 100mg/dL 이상)

(출처: https://www.mhlw.go.jp/bunya/kenkou/seikatsu/pdf/ikk-j-07.pdf)

다른 기준을 충족하더라도 필수 조건인 '허리둘레'의 기준치를

충족하지 않는 경우에는 대사증후군이 아니다. 대사증후군이 아니라고 해서 건강하다는 뜻은 아니므로 항목별로 과다 수치에 해당되면 건강 상태를 개선해야 한다. 필수 조건인 허리둘레 기준치를 충족시키고 그 외의 항목을 하나만 충족한 경우에는 '대사증후군 예비군'으로 판단한다(한국의 경우 5개의 항목 중 어느 항목이든 세 가지를 충족하면 대사증후군으로 판단한다 —편집자주).

대사증후군 진단 기준에 'LDL콜레스테롤의 기준치'가 없다는 것을 일단 기억해 두자. LDL콜레스테롤은 대사증후군과 관련된다는 증거가 없으므로 일반적으로 대사증후군 진단 기준에 포함되지 않는다.

현장에서 진료하는 의사로서 보면 현재의 대사증후군 기준에 해당하는 사람은 건강하지 못하거나 그렇게 되어 가고 있는 것이 사실이다. 기준에 해당하는 경우에는 다른 신체 기관에도 영향을 미쳐, 단순 비만 단계에서 그다음 단계로 건강 상태가 나빠지기 때문이다.

대사증후군 상태라는 말의 의미는?

대사증후군 기준의 내용에 대해서 살펴보자.

허리둘레가 큰 것은 내장지방이 많다는 뜻이다(근육이 발달되어 있는 경우는 제외).

중성지방 수치가 높은 것은 당질을 과다 섭취하였고 제대로 처리되지 않았다는 징후다.

HDL콜레스테롤 수치가 낮다는 것은 혈관 벽에 쌓인 콜레스테롤을 제대로 회수하지 못한다는 뜻이다. HDL콜레스테롤은 혈관 벽에 쌓인 콜레스테롤을 회수하여 간으로 운반한 후 처리하는 역할을 한다.

고혈당은 당질을 과다 섭취한 후 완전히 처리하지 못했음을 뜻한다.

대사증후군 상태 혹은 그와 유사한 상태일 경우 몸의 곳곳이 제대로 기능하지 못하는 심각한 상황임을 이해했을 것이다. 대사증후군은 단순히 살찐 외형의 문제가 아니라 건강을 해치고 있는 상태다.

대사증후군의 원인은?

대사증후군은 대개 내장지방이 원인이다. 내장지방이 증가하는 것은 '일반적으로는' 과식이나 운동 부족 때문이다. 후생노동성에서 제공하는 건강 정보 사이트 'e-헬스네트'에는 대사증후군 개선 방법에 대하여 다음과 같이 기술되어 있다(https://www.e-healthnet.mhlw.go.jp/information/metabolic/m-03-001.html).

기본 전략은 내장지방 축적을 개선하는 것이며, 주요 대처법은 과
식과 운동 부족 상태를 해소하는 것이다.

이에 대해 큰 틀에서는 나도 동의한다. 그러면 자세한 내용은
어떻게 되어 있을까? 이렇게 설명되어 있다.

일상생활에서 운동량이 감소하고 식생활이 서구화되면서 우유,
유제품, 육류 등 동물성 지방이 많은 식사로 변화

↓

이에 대한 대책으로 생선과 채소 등을 균형 있게 섭취하고, 좋은 지
질(불포화지방산)을 많이 섭취하며, 콩을 비롯한 식물성 단백질 섭취

이런 식의 설명을 당신도 자주 보았을 것이다. '음식이 서구화
되는 것은 좋지 않다', '동물성 지질은 좋지 않다'라고 하면서 '생
선과 채소가 좋다', '콩 제품은 좋다'라는 식이다. 나도 불포화지
방산을 섭취하는 것이 건강을 유지하고 증진하는 데 효과가 있다
고 생각한다.

'음식이 서구화되는 것은 좋지 않다'는 말도 익숙하게 들어 온
내용이다. 음식의 서구화란 '우유, 유제품, 육류를 섭취한다'는 뜻
이다. 그중에서도 '동물성 지질이 좋지 않다'는 지적을 흔히 볼 수

있다. '지방은 나쁘다'는 설 만큼이나 뿌리 깊은 것이 '동물성 식품은 나쁘다'는 것이며, 이 두 가지를 합친 주장이 '동물성 지질은 좋지 않다'는 것이다. '동물성'+'지질'이라는 것만으로 '그건 몸에 좋지 않을 거야!'라고 생각하기 때문이다. 하지만 이 주장이 사실일까?

'동물성 지질은 좋지 않다'라는 데이터와 논문은 엄청나게 많이 나왔고, 앞으로도 많은 데이터와 논문이 새롭게 발표될 것이다. 하지만 이것은 모두 '주식을 1일 3식 섭취'하는 상태에서 확인한 데이터다. 현재로서는 한 끼에 당질을 20g 이하로 섭취하고, 동물성 지질을 섭취하였을 때의 장단점을 적절하게 평가한 데이터가 거의 없다. 참고로 이 데이터의 기초가 되는 '당질과 지방질을 동시에 섭취'한다면 주의가 필요하다.

지질만 섭취하면 내장지방이 증가하지 않는다!

앞에서 설명했듯이 지질만 섭취하면 비만 호르몬인 인슐린 분비가 촉진되지 않으므로 '내장지방을 증가시키는 신체 반응'은 일어나지 않아 살이 찌지 않는다. 따라서 대사증후군의 원인은 '지질'이 아니라 '당질'이다.

지질만 섭취할 경우, 과다 섭취한 분량은 장에서 흡수되지 않고 그대로 체외로 빠져나간다. 말하자면 대량의 지질만 단독으로 섭취한다면 단지 설사를 할 뿐이다. 그런데 칼로리 이론에서는 지질을 단독으로 섭취해도 몸의 에너지로 쌓인다고 계산하여 '고칼로리인 기름을 먹으면 살이 찐다'고 오랜 세월 동안 주장해 왔다. 하지만 이는 완전히 잘못된 주장이다. 칼로리에 대해서는 뒤에서 자세히 살펴보기로 하자.

거듭 말하지만 '비만 호르몬'이 나올 때 살이 찐다. 비만 호르몬이란 인슐린을 말한다. 세포가 포도당을 에너지로 사용하거나 저장하도록 돕는 인슐린의 작용에 따라 혈중 포도당이 세포 내로 들어가며 이에 따라 혈당치가 내려간다. 인슐린이 많은 상태라면 체내에 들어간 지질은 체지방으로 저장된다.

하지만 지질만 단독으로 섭취하는 경우에는 인슐린이 거의 분비되지 않는다. 체내에 흡수된 지질은 분자량이 큰 '지방산'과 분자량이 작은 '케톤체'가 되는데, 혈액 중에 인슐린이 적은 상태에서는 지방산이나 케톤체 모두 저장되지 않고 에너지로 사용된다.

'대사 작용의 묘미'는 바로 이런 데 있다. 같은 양의 지질을 섭취해도 인슐린 분비 여부에 따라 내장지방 증가에 큰 차이가 나타나는 것이다. 결과적으로 아무리 열심히 '칼로리'를 계산해도 그 수치는 무의미하다는 것을 알 수 있다.

당질과 지질을 함께 섭취하면 내장지방이 증가한다

3대 영양소(단백질, 지질, 당질)의 두 가지 조합 중 가장 살이 찌는 것은 바로 '당질과 지질'의 조합일 때다. 인슐린은 당질을 섭취하면 췌장에서 분비되는 호르몬으로, 췌장이 혈당치의 오르내림을

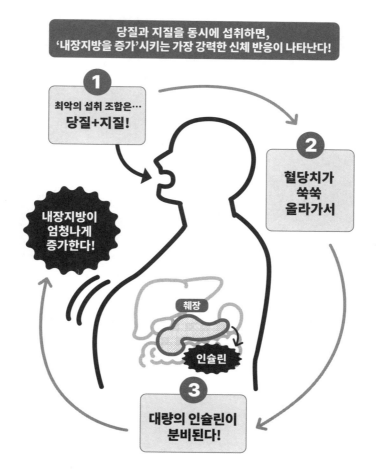

당질과 지질을 동시에 섭취하면,
'내장지방을 증가'시키는 가장 강력한 신체 반응이 나타난다!

1 최악의 섭취 조합은…
당질+지질!

2 혈당치가
쑥쑥
올라가서

내장지방이
엄청나게
증가한다!

췌장

인슐린

3 대량의 인슐린이
분비된다!

감지하고 있다가 혈당치가 상승하면 인슐린을 분비한다. 인슐린이 다량 분비된 상태에서는 '에너지를 저장'하는 인슐린의 작용에 따라 당과 함께 지질도 축적된다. 이런 인슐린의 작용으로 당질과 지질을 함께 섭취하면 체지방과 내장지방이 더 증가하는 것이다.

달리 말하면 체지방이나 내장지방을 감소시키려면 먼저 당질을 줄여야 한다. 당질을 섭취하는 동안에는 인슐린이 대량으로 분비되며, 인슐린이 분비된 상태에서 섭취한 것은 인슐린의 작용에 따라 전부 몸에 축적되기 때문이다.

우리가 몰랐던
세 가지 지방 이야기

종류가 다르면 증가하는 이유와
제거하는 방법이 다를까?

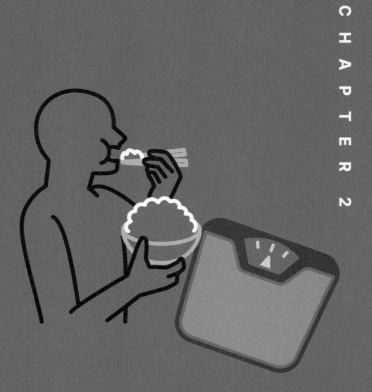

세 가지 체지방, 각각의 제거법

'체지방'은 피하지방, 내장지방, 이소성지방 등 세 가지로 분류
된다. 체지방이 증가하는 이유와 제거하기 위한 대책은 각각 다
르다. 먼저 세 가지 체지방에 대해 살펴보자.

제1의 지방: 피하지방

피부 바로 밑에 있는 지방이 '피하지방'이다. 복부에서 피하지
방을 구분하는 것은 간단하다. 복근에 힘을 줘서 배를 탱탱하게

42

만든 다음 손가락으로 쉽게 잡히는 부분이 피하지방이다. 잡을 수 없는 부분의 체지방은 다른 지방이다. 피하지방은 건강 면에서는 나쁜 영향이 거의 없다고 보고 있어 '양성 지방'이라고도 한다. 반면에 내장지방은 건강에 좋지 않은 영향을 미치기 때문에 '악성 지방'이라고도 한다.

피하지방은 '에너지를 저장'해 두는 역할을 한다. 저장용 에너지이므로 음식으로 섭취한 에너지를 비롯해서 다른 에너지가 있는 경우 피하지방은 사용되지 않는다. 말하자면 피하지방은 '빼기 어려운' 체지방이다. 피하지방이 있는 부위를 봐도 복부 주변, 팔뚝, 얼굴 주변 등 잘 빠지지 않는 곳에 분포되어 있다. 누구나 피하지방을 빼기 어려웠던 경험이 있을 것이다.

피하지방을 빼는 방법

'사우나와 마사지를 하면 피하지방이 빠진다'고 생각하는 사람이 있다. 안타깝게도 그런 방법으로는 피하지방이 빠지지 않는다. 수분과 부기가 빠져서 일시적으로 홀쭉해 보일 수 있지만, 피하지방 자체는 줄지 않는다.

달리기 같은 유산소 운동으로 피하지방이 빠진다고 생각하는 사람도 있지만, 사실상 유산소 운동만으로는 피하지방이 빠지지 않는다. 유산소 운동만 할 경우, 근육을 에너지로 변환시키는 '당신생' 시스템이 작동하여 피하지방이 소량 감소할 뿐이다.

피하지방을 빼기 위해서는 근육량을 증가시키는 '근육 트레이닝'을 반드시 해야 한다. 유산소 운동은 근육 트레이닝을 한 후에 하는 것이 순서다.

근육 트레이닝을 하면서 단백질 보충제를 섭취하는 사람이라면 유청 단백질 보충제를 선택하는 것이 낫다. 필수아미노산 보충제는 유청 단백질보다 흡수가 빠르므로, 이를 섭취하는 사람이라면 근육 트레이닝 30분 전이나 도중에 먹는다. EAA(essential amino acid)는 필수아미노산을 뜻하는데, 일반적으로 필수아미노산 '보충제'에도 EAA로 표기되어 있다. EAA는 유산소 운동 전이나 유산소 운동 중에 섭취해도 효과가 있다. 근육 트레이닝을 먼저 하고 유산소 운동을 한 후에 EAA를 섭취하면 근육이 빠르게 회복되므로 근육 손상이 발생하지 않는다.

피하지방과 여성호르몬의 깊은 관계

여성의 몸은 '피하지방'이 잘 축적되는 것이 특징이다. 이는 여성호르몬 때문이다. 이론상으로는 여성호르몬의 작용을 억제하면 '피하지방이 축적되는' 것을 억제할 수 있다. 하지만 여성호르몬이 없다면 그로 인한 많은 장점, 예를 들어 내장지방을 감소시키고 동맥경화와 각종 암을 억제하는 효과가 줄어든다.

호르몬의 양을 조절하면 예측할 수 없는 위험성도 발생할 수 있다. 현대 의학에서 호르몬 작용이나 양을 조절할 경우 어떤 일이 일어나는지 완전히 파악하고 있는 것은 아니기 때문이다.

비교적 안전한 방법은 호르몬이 비정상적으로 과다하게 분비되면 억제시키고, 반대로 호르몬이 너무 적게 분비되면 호르몬 제제로 보충하는 것이다. 다만 미용을 목적으로 호르몬 양을 조절하는 것은 단점이 더 클 수 있으며, 폐경 전후에 여성호르몬 제제로 보충할 경우 합병증에 주의한다. 호르몬 보충 이외의 방법으로 여성호르몬인 에스트로겐과 유사 작용을 하는 '에쿠올 equol' 성분을 함유한 보충제도 생각해 볼 만하다.

당질을 끊어도 살이 안 빠진다면, 범인은 피하지방 때문?

실제 내가 진단한 사례를 통해 피하지방을 빼기 어려운 이유를 살펴보자.

당질 끊기 식이요법 지도를 시작하고 얼마 지났을 무렵부터, 다이어트 외래 환자가 종종 찾아온다. "당뇨병인데요", "약을 줄이고 싶어요"라거나 "살이 잘 안 빠져요"라는 환자도 있다.

그러던 어느 날, 여성 환자가 "도무지 살이 안 빠져요"라고 호소했다. 이야기를 자세히 들어 보니, 당질 끊기 식이요법을 상당히 잘 실천하고 있었다. 진찰하던 중 문득 '혹시' 하는 생각이 들어 CT 검사를 해 보았다. 예상했던 대로 그 환자의 몸은 내장지방이 적고 피하지방이 아주 많은 상태였다. 여성 환자 중에 가끔 이런 경우가 있다.

피하지방은 잘 빠지지 않는 체지방으로, 식사 요법만으로 피하지방을 빼기 어렵다. 식사만으로 피하지방을 빼려고 하면 상당한 식사 제한을 해야 체중 감소로 이어지기 때문에 자칫 영양실조가 될 수도 있다.

반복하지만, 피하지방을 제거하기 위해서는 근육 트레이닝이 필수적이다.

**폐경 후에 살이 찌는 경우,
살이 빠지는 경우는 어떤 차이 때문일까?**

'폐경 후에 살이 찐다'라고 말하는 사람이 많다. 이와 달리 '변함이 없다', '오히려 살이 빠졌다'라고 하는 경우도 있다.

각각의 차이에 대해서 알아보자.

(1) 폐경 후 살이 찌는 케이스

단순히 나이가 들어서 살이 찌는 경우가 있다. 일반적으로 나이가 들면 근육이 줄어들고 각종 대사도 떨어진다. 그런데도 신진대사가 높았던 예전과 같은 양으로 식사를 해 왔기 때문에 살이 찐 유형이다. 이에 대한 대책은 고단백식과 근육 트레이닝이다. 고단백식으로 근육의 재료를 확보하고, 근육 트레이닝으로 계속 부하를 가하면 대체로 근육을 유지할 수 있다.

살찌는 또 하나의 이유는 '에스트로겐'이 나오지 않기 때문이다. 에스트로겐은 다양한 기능을 하는데, 지질 대사에도 관여한다. 에스트로겐 분비가 줄어들면서 체지방을 예전만큼 연소시킬 수 없게 되어 살이 찐다. 에스트로겐 분비는 폐경 후부터 서서히 줄어들어 대략 5년 내에 제로가 된다. 여성은 40세가 지나면 에스트로겐이 차츰 줄어들기 때문에 그에 따라 조금씩 살이 찐다.

(2) 폐경 후 살이 빠지는 케이스

에스트로겐은 자율신경을 조절하는 역할도 한다. 흥분을 담당하는 '교감신경'과 이완을 담당하는 '부교감신경'을 조절한다.

에스트로겐이 감소하면 위장 운동을 활발하게 해주는 '부교감신경'의 기능이 저하되므로 위장 운동도 저하된다. 그 결과 소화기능과 식욕이 저하되면서 살이 빠진다. 일반적으로 알려진 갱년기 장애의 전형적인 증상으로 초조함, 우울증, 의욕 저하, 권태감 등이 나타나는데, 이는 에스트로겐이 자율신경뿐만 아니라 정신건강에도 폭넓게 작용하기 때문이다. 이러한 심리적 증상으로 인해 식욕이 저하되고 살이 빠지는 경우가 있다.

(3) 폐경 후에도 변하지 않는 케이스

앞에서 말한 두 가지 케이스가 섞여 있어 폐경 후에도 체중에 큰 변화가 없는 상태다.

제2의 지방: 내장지방

이 책의 핵심 주제인 '내장지방'은 피하지방과 달리 복근에 힘을 주었을 때 손가락으로 잡을 수 없는 체지방으로, 복부에서의 위치는 복근보다 안쪽에 있다. 복부의 내장지방은 해부학적으로는 주로 장을 둘러싸고 있는 '장간막'에 축적된다.

피하지방과는 달리 내장지방은 몸에 여러 가지 나쁜 영향을 미친다. 온갖 노력을 해도 내장지방을 줄이지 못하는 이유는 '피상적인 방법'만 사용했기 때문이다. 이유가 무엇인지 제대로 알아야 자신에게 맞는 내장지방 제거 방법을 찾을 수 있다. 힌트는 바로 '인슐린'이다.

제3의 지방: 이소성지방

피하지방이나 내장지방에 포함되지 않는 지방으로, 본래 존재하면 안 되는 비지방 조직에 쌓인 지방을 '이소성지방'이라고 하는데 최근에 주목받게 되었다.

이소성지방이 쌓이는 부위는 심장, 간, 췌장 등의 장기와 여기에 접해 있는 부분, 그리고 근육(골격근)이다. 간에 이소성지방이 붙으면 '푸아그라(식용을 위해 살을 찌운 거위나 오리의 간)' 상태가 되고, 근육에 쌓이면 '차돌박이' 상태가 된다. 나도 예전에 고도비만(BMI 30~40)이었던 시절에는, 그 엄청난 푸아그라 상태의 '지방간'을 가지고 있었다. 이소성지방이 많다는 것은 피하지방이나 내장지방의 문제보다 더 위험한 상태라고 할 수 있다.

동양인은 서양인보다 이소성지방과 내장지방이 잘 쌓이는 체질이다. 언뜻 보기에는 별로 살이 찌지 않았는데 생활 습관병이 생기는 이유는 이런 체질 때문이다. 이소성지방은 장기 주위에 쌓여 그 장기의 기능을 저하시킨다. 대표적인 이소성지방으로 '지방간'을 들 수 있는데, 지방간은 간경변이나 간암이 될 위험성이 높다. 또 이소성지방은 장기에 만성 염증을 일으키고 신진대사를 방해해서 이상지질혈증과 당뇨병 등의 위험성을 높이기도 한다.

이소성지방을 제거하는 방법은 내장지방을 제거하는 방법과 같다. 즉 내장지방을 제거하면 이소성지방도 동시에 줄어든다.

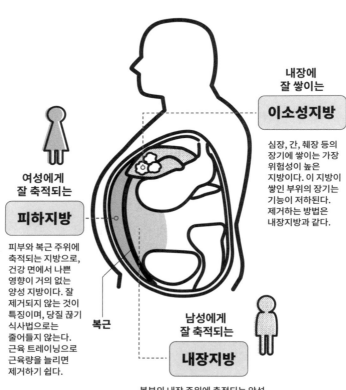

세 가지 체지방을 각각 제거하는 방법

내장에 잘 쌓이는

이소성지방

심장, 간, 췌장 등의 장기에 쌓이는 가장 위험성이 높은 지방이다. 이 지방이 쌓인 부위의 장기는 기능이 저하된다. 제거하는 방법은 내장지방과 같다.

여성에게 잘 축적되는

피하지방

피부와 복근 주위에 축적되는 지방으로, 건강 면에서 나쁜 영향이 거의 없는 양성 지방이다. 잘 제거되지 않는 것이 특징이며, 당질 끊기 식사법으로는 줄어들지 않는다. 근육 트레이닝으로 근육량을 늘리면 제거하기 쉽다.

복근

남성에게 잘 축적되는

내장지방

복부의 내장 주위에 축적되는 악성 지방이다. 당질 과다 섭취에 따른 인슐린 과다 분비로 증가한다. 줄이기 위해서는 당질 제한이 필수다.

50

중성지방, 콜레스테롤과 체지방의 차이

앞서 설명한 세 가지 체지방과 자주 혼동을 일으키는 것이 '중성지방'과 '콜레스테롤'이다. 뭔가 다르다는 정도는 알고 있지만 확실하게 구분하기 어려운 사람이 많을 것이다. 그래서 여기서 잠시 정리해 보는 것이 좋을 듯하다. 간략하게 말하면 다음과 같다.

- 중성지방 = 에너지
- 콜레스테롤 = 몸의 재료

중성지방이란?

음식에 들어 있는 지질과 식용 기름, 체지방의 대부분은 '중성지방'이다. 일반적으로 단순히 '지방'이라고 할 때는 이 중성지방을 말한다. 인간의 혈액 속에 있는 중성지방도 버터나 라드처럼 상온에서는 고체이며 인체에 매우 중요한 에너지원이다.

산성이나 알칼리성이 아닌 '중성'이기 때문에 중성지방이라고 하며, 구조적으로는 '글리세린'과 '지방산'이 결합한 것이다. 중성지방에는 모노글리세리드 Monoglyceride, 디글리세리드 Diglyceride, 트리글리세리드 Triglyceride 세 가지가 있다. 글리세린에 1분자의 지방산이 결합한 것이 '모노글리세리드', 2분자의

지방산이 결합한 것이 '디글리세리드', 3분자의 지방산이 결합한 것이 '트리글리세리드'다.

음식물로 지방(중성지방)을 섭취하면 그대로는 분자가 너무 커서 장에서 흡수되지 않기 때문에 담즙과 췌장액 등에 의해 지방산과 모노글리세리드로 분해된 후 흡수된다. 장에서 흡수된 후에는 림프관으로 들어간다. 인간의 혈액 속에 있는 중성지방의 90~95%가 트리글리세리드이다. 따라서 일반적으로는 '중성지방'='트리글리세리드'로 표기되어 있다.

'중성지방=에너지'임을 기억하자. 이것만 기억해도 충분하다.

콜레스테롤이란?

콜레스테롤은 다음과 같이 '몸을 만드는 재료'가 된다.

- 전신 세포의 세포막
- 스테로이드 호르몬(부신피질호르몬과 성호르몬)
- 담즙산
- 비타민D

콜레스테롤은 지용성 비타민(비타민A·D·E·K)의 대사에도 관여한다. 뇌를 비롯한 신경세포에 중요한 역할도 한다. 예를 들어 신경의 전선에 해당하는 '축삭'을 감싸고 있는 부분(미엘린)에 대량의 콜레스테롤이 들어 있다. 기름(콜레스테롤)으로 신경이라는 전선을 감싸서 합선을 방지하고, 정보 전달 속도를 가속화한다. 우리 주변에 있는 전기 코드는 금속이 노출되지 않도록 전기가 통하지 않는 고무나 비닐류로 싸여 있다. 이와 마찬가지로 신경도 그대로 노출되지 않고 콜레스테롤로 코팅되어 있는 것이다. 우리 몸 전체의 콜레스테롤 중 3분의 1이 뇌와 척수 등의 신경에 있다.

혈액 속에는 전신에 있는 콜레스테롤의 절반이 들어 있다. 콜레스테롤은 음식으로 섭취하는 것은 소량이며 대부분 간에서 만들어진다. 음식으로 섭취하는 콜레스테롤은 약 20%에 불과하며, 간을 비롯한 체내에서 만들어지는 콜레스테롤이 약 80%나 된다.

따라서 이전에는 '콜레스테롤 함량이 높은 달걀의 일일 섭취량을 조절해야 한다'는 주장이 있었지만, 최근에는 '음식'을 통해 섭취하는 콜레스테롤은 혈액 속 콜레스테롤 수치에 거의 영향을 주지 않는다고 밝혀져 이제는 상한치를 언급하지 않는다. 콜레스테롤이 많이 들어 있는 식사를 했다고 해서 건강하지 않다는 증거가 없기 때문이다.

아직도 '식사할 때 콜레스테롤 섭취를 줄이라'는 사람이 있지만, 과학적 근거가 없다.

혈관 속에서는 무슨 일이 일어나는 걸까?

혈액은 대부분 수분으로 구성되어 있는데, 중성지방이나 콜레스테롤은 '기름' 성분이므로 물에 녹지 않아 혈액 속에서 움직일 수가 없다. 그래서 혈액 속에서 잘 녹도록 콜레스테롤의 표면을 단백질로 포장한 것이 바로 LDL(저밀도 지단백 콜레스테롤), HDL(고밀도 지단백 콜레스테롤)이다. 즉, 지단백 콜레스테롤에서 단백질 비율이 낮으면(저단백) LDL, 높으면(고단백) HDL이 된다.

좋은 콜레스테롤, 나쁜 콜레스테롤이라고?

우리는 '좋은 콜레스테롤', '나쁜 콜레스테롤'이라는 말을 자주 듣는다.

- 좋은 콜레스테롤 = HDL콜레스테롤
- 나쁜 콜레스테롤 = LDL콜레스테롤

방송 매체에서 이런 식으로 표현하는 것을 본 적이 있을 것이다. 기초 지식이 별로 없는 사람들이 이해하기 쉽도록 '좋은, 나쁜'이라는 식으로 많이 표현한다. 하지만 이것은 HDL이나 LDL의 실제 모습과는 다른 표현이다.

HDL은 여러 곳에 있는 나쁜 콜레스테롤을 간으로 회수하는 역할을 하므로, 수치가 높아도 건강 면에서는 악영향이 거의 없다. 따라서 HDL콜레스테롤을 좋은 콜레스테롤이라고 하는 것은 비교적 사실에 가깝다.

하지만 LDL콜레스테롤을 '나쁜' 콜레스테롤이라고 하는 것은 사실과 거리가 있다. HDL은 나쁜 콜레스테롤을 전신에서 '회수'하는 역할을 하는 반면, LDL은 콜레스테롤을 전신 세포로 '공급'하는 역할을 한다. 인체에 매우 중요한 재료인 '콜레스테롤'을 공급하는 것 자체는 전혀 '나쁜' 일이 아니다. 오히려 LDL콜레스테롤이 제로가 되면 인간은 살아 있을 수가 없다. 예전부터 LDL콜레스테롤에 대하여 'lower better'='낮을수록 건강에 좋다'라고 표현했는데, 이는 완전히 잘못된 말이다.

LDL이 충분하지 않으면 전신에 콜레스테롤을 '공급'할 수 없어 우리 몸 곳곳에 재료가 부족한 상태가 된다. LDL 수치가 낮으면 혈관이 막히지 않을 수는 있지만, 그 혈관은 재료 부족으로 수리할 수 없게 되어 피폐해진다. 그래서 나는 진찰할 때 "LDL을 나쁜 콜레스테롤이라고 하는 건 억울한 말이에요. 화재 현장에 있는 소방관을 방화범이라고 하는 것과 마찬가지죠"라고 설명한다.

실제로 내가 이렇게 설명하면 혼란스러워하는 사람이 많다. 콜레스테롤이 착하거나 나쁜 것과 장내 세균이 착하거나 나쁜 것은 완전히 별개의 내용이다. 유익균, 유해균이라고 하는 것은 장내 세균에 관한 표현이며, 콜레스테롤과는 전혀 다른 입장이다. 그런데 콜레스테롤을 장내 세균과 같은 방식으로 취급하는 사람이 적지 않다. 실제로 나는 진찰 중에 그런 식으로 잘못 알고 있는 환자들에게 "아, 그건 장내 세균에 관한 말인데요"라며 몇 번이나 고쳐서 설명한 적이 있다.

지금까지의 설명으로 내장지방과 그 외의 지방에 대해서 조금 더 이해할 수 있게 되었으리라 생각한다. 다음은 내장지방이 지나치게 증가하면 어떻게 되는지에 대해 알아보자. 내장지방이 증가하면 배가 불룩 튀어나와 보기가 좀 흉하다고 생각하겠지만 그 이상의 문제가 있다.

늘어난 내장지방의 공포

내장지방에 대해서는 앞에서 충분히 이해했으리라 생각한다. 복근에 힘을 주었을 때 손가락으로 잡을 수 없는 체지방 중 하나이며, 건강에 여러 가지로 나쁜 영향을 미친다고 설명했다. 그러면 구체적으로는 어떤 영향이 있을까?

언뜻 보면 내장 주위에 지방이 끼어 있어도 아무런 영향이 없을 것 같다. 최근까지 전문가들도 그렇게 생각했다. 그런데 사실은 전혀 다르다. 피하지방과 달리 내장지방은 아주 다양한 일을 하고 있으며 피하지방과는 '완전히 다른' 종류다. 구체적인 영향을 알아보기 전에, 내장지방을 어떻게 측정하는지부터 알아보자.

내장지방은 어떻게 측정할까?

비용을 들이지 않고 손쉽게 추측하기 위해 건강 진단시 '체질량지수 BMI'와 '허리둘레'를 사용한다. 하지만 이 두 가지로 내장지방을 추정하는 것은 매우 부정확하다. 다음과 같은 패턴이 있기 때문이다.

- BMI는 정상 범위로 비만이 아니지만 내장지방이 많은 경우 (배만 볼록)
- 허리둘레는 별로 크지 않은데 근육량이 적고 내장지방이 비교적 많은 경우

그러면 어떻게 내장지방을 정확하게 측정할 수 있을까?

내장지방은 CT 측정이 정확

현시점에서 내장지방을 가장 정확하게 측정하는 방법은 CT 촬영이다. CT로 '배꼽 높이에서 측정한 내장지방 면적이 $100cm^2$ 이

상'이면 내장지방이 많다고 본다.

내장지방은 CT 기기에 내장지방 측정 소프트웨어를 설치하면 측정이 가능하지만, 이 소프트웨어 구입 비용이 엄청나게 비싸다. 꽤 많은 인원의 검사 수를 확보하지 못한다면 의료기관 측은 분명히 적자를 보게 된다. 실제로 CT가 있는데도 내장지방 면적을 측정하지 못하는 의료기관이 많은데, 소프트웨어 구입비 문제가 얽혀 있기 때문이다.

만약 복부 CT로 내장지방 면적을 측정하려면 자부담으로 진료해야 한다. 자부담이므로 각 의료기관마다 비용에 상당한 차이가 있는데, CT 검사비 외에도 얼마간의 추가 금액을 부담하게 된다. 다만, 의사가 진찰해서 비만과 관련한 질병이 의심되는 이유로 CT를 사용한 경우에는 보험이 적용될 수도 있다. 당연히 어디까지나 '병이 의심되는 경우'로 제한된다.

체지방측정기로 측정하는 방법

요즘 건강에 대한 관심과 의식 수준이 높아지면서 체지방률을 측정할 수 있는 체중계도 눈에 많이 띈다. 가장 흔한 측정법은 '생체 전기 저항 측정법 Bioelectrical Impedance Analysis'이다. 아주 약한 전기를 흘려보내서 측정된 전기 저항값으로 체지방을 추정하는 것이다. 이런 방식의 고성능 체지방 측정기가 의료기관에 있는 경우가 많다. CT처럼 피폭 없이 체중계에 올라서기만 해도 간편하게 체지방률을 측정할 수 있다는 것이 장점이다('신체조성계' '인바디' 혹은 '체성분 측정기' 등으로도 소개된다 —편집자주).

당연히 가정용 체중계에 부속된 체지방 측정 기능보다 더 정확하다. 전류의 주파수를 바꾼다거나, 발 외에 손에도 전극을 부착해서 측정하기도 한다. 몸의 부분마다 각각의 체지방을 조사하며, 연령이나 성별에 따라 추정 요소를 없애기도 하는 등 다양하게 고안된 기기이므로 일반 제품보다 성능이 훨씬 높다.

하지만 이런 고성능 기기도 CT만큼 정확한 결과를 내지는 못한다. 실제로 고성능 체지방측정기로 측정한 것과 CT 결과를 비교한 적이 있는데 상당한 차이가 있었다. 체지방측정기 결과로는 체지방이 적게 나왔지만, CT 영상 측정 결과에서는 분명 내장지방이 나타났다. "의료기관에서 유명하다는 기계로 측정했는데…"라며 상당히 놀라던 환자의 모습이 기억에 남는다. 고성능 기기의 경우, 대부분의 사람은 분명 실제 체지방에 가까운 수치가 나오겠지만 드물게 이러한 예외가 나오기도 한다. 역시 '정확도'라는 점에서는 CT 검사가 가장 신뢰할 수 있다.

그 외 다양한 내장지방 측정 방법

CT나 체지방측정기 외에도 내장지방을 조사하는 방법이 있다.

- 수중체중밀도법, 공기치환법: 물이나 공기를 이용하여 '비중'의 차이로 체지방량을 측정한다.
- 근적외선 분광법: '원적외선'에 대해서는 많이 들었겠지만 이것은 '근적외선'이다. 근적외선을 사용하여 빛이 흡수되는 방법의 차이로 체지방을 측정한다.
- 이중에너지 엑스선 흡수계측법: X선으로 체지방을 측정하는 방법이다. CT가 나오기 직전의 기술이다.

그 외에 피하지방만 측정할 수 있는 기계이지만 아래의 두 가지도 참고로 소개한다.

- 초음파법: 초음파를 이용해서 피하지방을 측정한다.
- 피하지방 두께 측정법: 캘리퍼스를 사용해서 피하지방의 '두께'를 측정하는 방법이다. 원시적인 방법이지만 피하지방을 측정하는 기준이 된다.

내장지방은 '호르몬과 유사한 것'을 분비한다!

내장지방은 최근까지 피하지방과 마찬가지로 '에너지를 지방으로 저장하는 곳'으로만 여겨졌다. 하지만 최근 들어 상당히 많은 물질이 내장지방에서 분비되고 있다는 것을 알게 되었다.

게다가 내장지방에서 분비되는 것이 생각 이상으로 폭넓은 범위에 영향을 미친다고 확인되었다. 현재 관심이 집중되는 분야다. 하지만 새롭고 관심 있는 분야는 특이한 상황에 놓여 있다. 즉 연구 단계이거나 아직 모르는 것이 산적한 상태이므로, 각종 가설이 뒤섞여 때때로 가설끼리 모순되거나 '새롭게 판명된 사실'이 이전의 가설을 산산조각내기도 하는 등 복잡한 상황이다. 그래서 그런 부분에 관해서는 뭔가 확실하게 설명하지 않았다고 생각할 수도 있는데, 맞는 말이다. 어쨌든 '확실하게 알 수 없는' 분야이기 때문이다. 그런 생각으로 읽어 주기 바란다.

다시, 내장지방이 분비하는 '각종 호르몬과 유사한 물질'에 대한 이야기로 돌아가 보자. 지방 조직에서 분비하는 각종 호르몬 유사 물질을 '아디포사이토카인(adipo-cytokine, 또는 아디포카인)'이라고 한다. 이 명칭의 뒷부분 '사이토카인'은 호르몬과 유사한 물질로, 면역 세포에서 분비되는 단백질 면역조절제의 총칭이다. 사이토카인과 호르몬의 기본적인 차이는, 호르몬은 전신의 '넓은 범위'에 효과가 미치고 사이토카인은 좁은 범위에서 작용한다는 점이다. 호르몬과 사이토카인의 명확한 차이나 판단 기준은 없으므로 미래에 다른 형태로 '통합 개념'이 될 수도 있다.

아디포사이토카인은 '지방조직에서 분비되는 생리 활성 물질'의 총칭이다. 아디포사이토카인에는 다양한 종류가 있는데, 건강에 도움을 주는 것도 있고 그렇지 않은 것도 있다. '체지방=악'이라고 생각하는 이들에게는 의외일 것이다. 단순히 '체지방=악'이 아니라 지방조직에서 건강에 좋은 영향을 주는 것을 분비하기도 한다. 아디포사이토카인의 종류를 나쁜 것, 좋은 것의 순서로 살펴보자.

먼저 건강에 별로 좋지 않은 작용을 하는 것들은 다음과 같다.

① 고혈압 관련: 앤지오텐시노겐 angiotensinogen, 렙틴 leptin
② 당뇨병 관련: TNF-α
③ 심근경색 관련: PAI-1

이 외에도 아디포사이토카인에는 많은 종류가 있지만 아직 알려지지 않은 것이 많고, 그 내용을 일일이 설명하기에는 너무 장황하므로 생략한다. 우선 대표적으로 '건강에 좋지 않은 유형'인 아디포사이토카인이 일으키는 질병에 대해 살펴보자.

① 고혈압 관련: 렙틴, 앤지오텐시노겐

앞에서 설명했듯이 각종 '아디포사이토카인'으로 인해 다양한 질병이 발생한다. 그중 하나인 렙틴은 혈압을 높이지만 몸에 좋은 작용도 많이 한다. '좋은' 아디포사이토카인에서 자세히 살펴보기로 하자.

앤지오텐시노겐은 내과의사들 사이에서는 유명한 아디포사이토카인이다. '혈압을 높이는 약'과 관계되기 때문이다. 앤지오텐시노겐은 주로 간에서 만들어지지만, 지방세포에서도 만들어지므로 내장지방이 증가하면 혈액 중 앤지오텐시노겐 양도 증가한다. 그러면 앤지오텐시노겐은 '앤지오텐신Ⅰ'으로, 다시 '앤지오텐신Ⅱ'로 전환되는데, 이것이 부신피질을 자극하여 '알도스테론'이라는 호르몬을 분비시킨다. 알도스테론 생산량이 증가하면 혈압이 오를 수 있다. 대사증후군이 있는 고혈압 환자는 지방세포에서 분비되는 앤지오텐시노겐으로 인해 고혈압이 되는 것이다.

② 당뇨병 관련: TNF-α

TNF-α(종양괴사인자 알파)가 지방세포에서 분비되면 인슐린의 효과가 약해져서 혈당치를 상승시킨다(참고: https://jams.med.or.jp/event/doc/116013.pdf).

③ 심근경색 관련: PAI-1

내장지방이 증가하면 내장지방에서 분비되는 아디포사이토카인의 양도 증가한다. 일반적으로는 혈관 속에 혈액 덩어리인

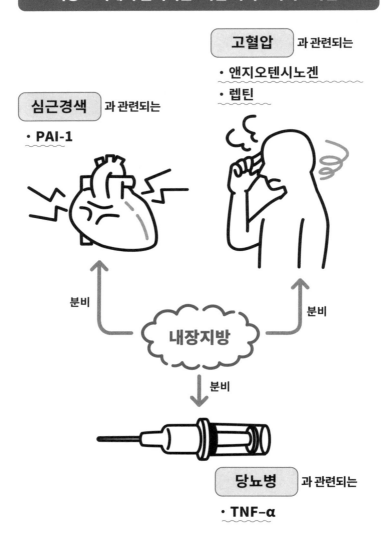

지방 조직에서 분비되는 '나쁜 아디포사이토카인'

고혈압 과 관련되는

· 앤지오텐시노겐
· 렙틴

심근경색 과 관련되는

· PAI-1

분비

내장지방

분비

분비

당뇨병 과 관련되는

· TNF-α

'혈전'이 생기더라도 혈전을 녹이는 단백질의 일종인 '플라스 민plasmin'이 작용하므로 혈관이 곧바로 막히지는 않는다. 하지만 PAI-1(plasminogen activator inhibitor 1)은 이 플라스민의 작용을 억제하기 때문에 혈관이 막힐 위험성을 높인다. 내장지방이 많으면 혈관이 막히기 쉽다는 뜻이다.

지방 조직에서 분비되는 '좋은' 아디포사이토카인

건강에 좋은 작용을 하는 아디포사이토카인 중 대표적인 것 두 가지를 살펴보자.

① 식욕을 억제시킨다: 렙틴

지방세포에서 분비되는 렙틴은 식욕을 억제하는 작용을 한다. 이런 설명을 들으면 의아하게 생각할 것이다. 비만인 사람은 지방 세포가 많고 아주 잘 먹는데, 지방세포 덕분에 식욕이 억제될 것 같지는 않다고 말이다.

처음 렙틴에 대해 배운 의대생 시절의 나도 그렇게 생각했다. 이 부분은 아직도 명확하게 이해하지는 못한다. 20년 전에 생각했던 '사소한 의문'에 대해서 아직 어디에서도 대답을 얻지 못했다. 필자가 렙틴에 대해 이해한 내용은 다음과 같다.

비만 상태가 되면,

1. 렙틴 분비가 줄어든다.
2. 식욕을 억제하는 렙틴의 기능이 제대로 작용하지 못하는 '렙틴 저항성'의 상태가 되어 뇌에서 포만감을 느끼지 못한다.

렙틴은 단지 식욕만 억제하는 것이 아니다. 교감신경(흥분을 담당하는 신경)을 활발하게 만들어 에너지 소비를 늘린다. 에너지 소비가 많아지면 교감신경이 흥분하기 때문에 혈압이 상승한다. 대체로 이런 호르몬이나 그와 유사한 것들은 '한 가지 작용만' 하는 경우는 거의 없으며, 여러 작용을 동시에 한다. 그리고 그 여러 작용이 서로 관련성을 가진다.

② 지방을 태운다: 아디포넥틴

몸에 좋은 영향을 주는 또 다른 아디포사이토카인에 대해서도 살펴보자. 아디포넥틴과 아디포사이토카인은 이름이 비슷해서 혼동하기 쉬우므로 주의하기 바란다. 아디포넥틴은 '아디포사이토카인'의 한 종류다.

'아디포'는 '지방', '넥틴'은 '붙는다'라는 의미다. '아디포넥틴'이라는 이름은 지방조직(아디포)에서 만들어지는 세포접착분자의 일종인 '넥틴nectin'에서 유래했다. 아디포넥틴은 쉽게 말하면 지방을 태우는 작용을 한다. 렙틴처럼 내장지방이 증가하면 아디포넥틴이 줄어든다. '살이 찌면 살을 빼기가 더욱 힘들어진다'라는 말이 상당히 이해가 되는 이유 중 하나다.

아디포넥틴은 간의 대사를 좋게 하고, 염증도 억제하며, 심장비대cardiac hypertrophy를 방지하고, 동맥경화와 당뇨병도 억제하는 등 매우 다양한 효과를 지닌다. '살 빼려면 아디포넥틴이 필요해!'라고 생각할 수도 있지만, 아디포넥틴의 분비를 늘리기 위해서는 '살을 빼야' 하는 아이러니한 상황이 된다.

게다가 그 외 다른 종류의 아디포사이토카인도 한 가지 효과만 있는 것이 아니라, 복수의 효과를 지니고 있으면서 서로 복잡하고 혼란스럽게 얽혀 있다. 아디포사이토카인과 관련해서 사전처럼 두꺼운 책이 몇 권이나 만들어질 정도로 복잡하다.

아디포사이토카인은 최근에 알려지기 시작한 것이므로 연구를 통해 밝혀낼 부분이 여전히 많다.

'살이 빠진다'는 보충제 상술에 주의

시중에 판매되는 제품 중 '아디포넥틴을 증가'시킨다는 식의 문구를 붙여놓은 보충제가 많다. '뭐? 아디포넥틴을 증가시키는 보충제가 있다고?'라며 반가워한 일도 있을 것이다. 하지만 이는 과장광고에 불과하다. 단 하나의 예외도 없이 전부 다 과장광고다. 이처럼 '살이 빠진다!'라고 광고하는 보충제는 엄청나게 많지만,

유감스럽게도 전혀 효과가 없거나, 있다고 해도 아주 미미하다.

일반적으로 귀찮거나 고생스러운 일은 군이 할 생각이 없고, 생각하고 싶지도 않기 때문에 '이것만 하면 간단하게 살이 빠진다!'라는 문구를 보면 자신도 모르게 유혹에 빠져든다. 하지만 여기서 분명하게 말해 둔다. '이것만으로 살을 쉽게 뺀다!'라는 말은 모두 틀렸다. 여러 가지가 복합적으로 작용해야 건강하게 살을 뺄 수 있다. 우리 몸이 그렇게 만들어졌기 때문이다. 예를 들어 '채소만 먹는 다이어트'는 살이 빠지지만, 실제로는 에너지가 부족해지면서 단백질도 부족한 상태가 된다. 체중은 줄어드는지 모르지만 건강하지 않은 상태다. '원푸드 다이어트'도 마찬가지다.

대체 식품에는 유청 단백질과 필수아미노산이 있다. 단, 콩에서 유래한 '소이프로틴'으로 대체하면 단백질이 부족해진다. '식물성은 몸에 좋다!'라는 것도 터무니없는 생각이다. 단백질이 부족한 사람일수록 식물성 위주로 먹으면 단백질 결핍이 더욱 심각해진다. '식물성 위주로 먹고 있는데 왜 건강해지지 않지? 이상하네'라고 생각하다가 '식물성을 더 먹으면 좋아질 거야!'라며 완전히 엉뚱한 길로 들어서게 된다.

이렇듯 효과가 전혀 없는 보충제도, 대체로 이렇게 잘못된 생각을 하는 사람들을 대상으로 판매하기 때문에 '식물성 성분을 배합한 보충제'라는 것을 더욱 강조한다. 근래에는 이처럼 '효과 제로 보충제'를 그럴싸한 문구로 신뢰감을 높이고 구매 욕구를 부추기는 상술로 포장하고 있다.

여러 가지 효과가 있다는 광고를 접하면 우리 뇌에 도파민이라는 물질이 마구 분비되기 시작한다. 이 도파민은 인간에게 '곧 행복해진다는 예감'을 가져다준다. 이 '예감'이라는 것이 아주 묘해서, 강한 충동을 느끼게 하고 그 예감을 달성하기 위해 행동하게 만든다. 하지만 예상했던 행복은 그렇게 쉽게 찾아오지 않는다.

우리는 '갖고 싶다!'는 강렬한 충동으로 구입하지만 이내 질려 더는 사용하지 않는 제품에 대한 경험이 한 번쯤은 있다. 이는 원했던 것을 손에 쥐는 순간, 도파민의 작용으로 얻었던 '행복의 예감'은 사라지기 때문에 일어나는 현상이다.

실제로 예전에 뇌의 난치병을 고치기 위해, 뇌에 전극을 삽입한 뒤 버튼을 누르면 도파민이 분비되게 하여 치료를 시도한 사람들이 있었다. 이들은 버튼을 계속 눌렀지만 '예감된 행복'이 계속 찾아오지 않았고, 오히려 '짜증'이 나는 것을 알게 되었다.

이 '강력한 욕구와 충동'을 일으키는 도파민이 '효과 제로 보충제'를 판매하고 광고할 때도 알게 모르게 활용된다. '구매 의욕을 부추긴다'는 것은 바로 당신의 뇌 속에 도파민이 넘쳐나도록 만든다는 말과 같다.

이 강렬한 도파민의 유혹에 대한 대책은 간단하다. '10분 동안

그곳에서 벗어날 것', 이뿐이다. 일시적인 유혹은 단 10분 만에 해결할 수 있다. 세상에는 이러한 '주술' 같은 보충제에 적지 않은 돈을 매월 지불하는 사람이 많지만, 결국 그 효과는 제로거나 거의 없다. 그런 상술에 돈을 낭비할 것이 아니라 더 싸고 질이 좋으며 효과가 확실한 유청 단백질, 비타민, 미네랄을 섭취하기 바란다. 이들은 생리학적 근거도 확실하고 문제가 발생할 것도 없다.

당연한 말이지만, 나는 단백질 보충제 회사와 개인적인 이해관계가 전혀 없으며 어떤 특혜도 받지 않았으니 오해 없기 바란다.

살 찌지 않는 남성도 내장지방 주의!

'나는 살찌지 않아서 내장지방과는 관계없어'라고 생각하는 사람도 전혀 위험하지 않다고 단언할 수 없다. BMI 25 미만이라도 내장지방 면적이 100㎠ 이상인 경우가 의외로 많고, 그 대부분이 남성이다. 키와 체중만으로는 '건강 여부'를 확인할 수 없는 전형적인 사례다.

여성은 피하지방이 쉽게 쌓이는 반면 남성은 내장지방형 비만이 많다. 여기서 피하지방은 건강에 별로 영향이 없지만 내장지방은 건강을 해친다는 것을 기억하기 바란다. 남성은 비만 상태가 아니어도 방심할 수 없다. 수치로 말하면, 일본에서 내장지방 면적이 100㎠ 이상인 남성은 40대가 37.2%, 50대가 42.2%에 달한다. 상당한 비율이라고 할 수 있다.

내장지방이
늘지 않게 하는 방법

'비만을 부르는 신체 반응' 없애기

CHAPTER 3

비만 호르몬인 '인슐린' 분비가 증가하는 분기점

지금까지 내장지방을 증가시키는 주범에 대해 알아보았다. 3장에서는 내장지방을 늘리지 않으려면 어떻게 해야 하는지 살펴보자.

내장지방을 늘리지 않는 방법은 아주 간단하다. 내장지방을 증가시키는 주범인 당질 섭취를 멈추면 된다. 당질 섭취로 인해 인슐린 분비가 증가하고, 그것이 스위치가 되어 내장지방이 증가하기 때문이다. 우선 그 연쇄 고리를 반드시 끊어야 한다.

어느 정도의 당질을 섭취하면 인슐린 분비가 증가하는 것일까? 몸의 컨디션이나 운동 등 에너지 소비 상태에 따라 다르지만, 운동을 하지 않는다면 성인은 5g의 당질을 섭취하면 인슐린 분비량이 증가하기 시작한다.

인슐린이 '나온다, 나오지 않는다'가 아니라, '증가한다, 증가하지 않는다'라고 표현하는 데에는 이유가 있다. 인슐린은 몸속에서 필요한 양을 계속 조금씩 분비하고 있으며, 제로가 되면 생명에 위험한 호르몬이기 때문이다.

레벨별 당질 제한 진행 방법

당질을 5g 이상 섭취하면 내장지방을 증가시키는 인슐린 분비량이 증가한다는 말은, 내장지방을 증가시키지 않으려면 '한 끼에 당질을 5g 이하로 섭취하면 된다'라는 뜻이다.

말하자면 '당질 끊기'를 하라는 것인데, 독자들이 예상하는 대로 이는 상당히 어렵다. 쌀, 빵, 국수 등의 주식을 제외해야 하는 것은 물론, 소금을 비롯한 조미료에도 당질이 있어 기본적으로 제한하기 어렵다. 당질 제한 시판품도 건강한 방법이기는 하지만 많은 사람이 실제로 이런 시판품을 제대로 섭취하지 않는 것이 현실이다.

실천하기 쉬운 것은 '1식에 당질 20g 이하'

현실적으로는 조금 더 느슨한 기준을 적용해서 '한 끼에 당질

20g 이하'로 하는 당질 끊기 식사법이 실천하기 쉽다. 이 정도라면 혈당치 급상승을 비교적 억제할 수 있는 수준이다. 1식에 당질 20g 이하라면 쌀, 빵, 면 등의 주식은 제외되지만 조미료에 들어 있는 당질은 대체로 섭취해도 되는 수준이다.

'당질 제한' 식사는 기본적으로 이 '1식에 당질 20g 이하'를 기준으로 한다. 당질을 완전히 끊는 것보다는 효과가 적지만 '계속 유지하기 쉽다'는 장점이 있다.

'1식에 당질 40g'은 내장지방 감소 효과 없음

지금까지 끼니마다 많은 양의 당질을 섭취해 왔기 때문에 '당질 의존'이 강하고 단백질이 심하게 부족한 경우에는 '1식에 당질 40g 이하'라는 선택지도 있다. 이것은 '완만한 당질제한식'이다. 말하자면 '기본적인 당질제한식'을 하면서도 '소량의 주식을 섭취'하는 방법이다. 밥을 마음껏 먹는 경우보다는 당질 섭취량이 적은 편이지만, 그래도 40g이라면 섭취량이 상당하다. 결국 내장지방의 증감이 반복될 가능성이 커서 별로 추천하지 않는다.

밥이나 빵 등의 주식을 어중간하게 계속 섭취하게 되므로 당질 의존에서 빠져나올 수 없다는 단점도 있다. '완만한 당질 제한'으로는 뒤에 설명할 '가짜 포만감'에서 벗어날 수 없다. 항상 당질을 원하게 되고 그것을 참아야 하는 고통이 계속되기 때문에 생활에서 스트레스를 받는다.

금연과 마찬가지로 성공률이 높은 '완전 끊기'

착각하는 경우가 많지만, 모든 의존증에서 벗어나려면 '조금씩 줄이는' 것보다 '완전히 끊는' 것이 더 쉽다. '완전 끊기'를 하지 않으면 오히려 의존에서 벗어나지 못한다.

예를 들어, 금연을 하려고 담배 개수를 조금씩 줄이는 방법으로 시작하는 사람이 많은데, 이렇게 해서는 거의 성공하지 못한다. 인내심이 역효과를 일으켜 어느새 담배 개수가 늘어난다. 쉽게 성공하려면 단번에 확 끊어야 한다.

술로 바꿔서 생각하면 이해하기 쉽다. '알코올 의존에서 벗어나겠어!'라면서 결심하지만, 한편으로는 '조금씩 줄이고 있어'라고 자신을 속이면서 계속 술을 마신다. '계속 안 마실 수는 없잖아'라고 따지고도 싶을 것이다.

우리는 '강한 의지력'을 항상 유지하지는 못한다. 일에 지쳤을 때, 가족이나 친구와 싸워서 짜증이 날 때, 배가 몹시 고플 때 문득 들어간 편의점에 빵과 과자, 아이스크림이 눈에 들어오면 어떻게 하겠는가? 혹은 텔레비전 광고를 통해 라면을 맛있게 먹는 모습이 화면 가득 나온다면 어떤 마음이 들까? 안타깝게도 거리마다, 방송 매체마다, 인터넷에까지 맛있는 음식의 유혹이 도사

린다. 보지 않으려고 노력하기가 오히려 힘들 지경이다.

일단 당질이 풍부한 음식을 보게 되면, 그 순간 우리 뇌에서는 쾌감을 느끼게 하는 신경전달물질인 '도파민'이 흘러나와 '먹지 않으면 불안한' 상태가 된다. 사람의 뇌 구조가 그렇게 되어 있기 때문에 어쩔 수 없다. 많든 적든 당신도 그런 기억이 있을 것이며, 나도 예전에는 자주 그랬다. 당질 의존에서 벗어나는 방법에 대해서는 4장에서 자세히 살펴보자.

이처럼 '당질을 참아야 해!'라고 생각하면 자기도 모르게 반드시 당질을 폭식하게 된다. 누구에게나 의지력이 상실되는 순간이 있기 마련이다. 우리 주변에는 넘쳐나는 당질이 사람들의 입맛을 유혹하고 있다.

'완만한 당질제한식'은 앞의 세 가지 중 가장 시작하기 쉬운 방법이지만 제대로 유지하기가 어렵다. 일시적으로 내장지방이 줄어도, 그후에 당질을 폭식해 버리면 오히려 내장지방이 늘어나게 되므로 역효과가 나타난다. 따라서 기본적으로는 '완만한 당질제한식'을 권하지 않지만 이는 고령자나 '기본적인 당질 제한'마저도 주저하는 사람들을 위한 식사법이다. 시작하기는 아주 쉽지만 효과가 미미하고 지속하기 어려운 방식이기 때문이다.

내장지방을 감소시키는 효과를 실감할 수 있는 식사법의 순서는 다음과 같다.

이런저런 방법을 시도한다고 해도 계속해서 당질을 많이 섭취하면서 내장지방을 줄이기란 정말 어렵다. 내장지방을 줄이려면 그 전제로 내장지방을 늘리지 않아야 한다. 절실하게 내장지방을 줄이고 싶다면 '기본 당질 제한' 정도만 해도 확실한 효과를 기대할 수 있다.

당질은 지방세포를 증가시키고 살찌게 하는 주범

지금까지 당질을 섭취하면 비만 호르몬인 '인슐린'이 분비되고 내장지방이 증가해서 비만이 된다는 이야기를 해 왔다. 그러면 이 당질이란 과연 뭘까? 달콤한 것? 아니다. 달지 않은 당질도 많다.

당질에 대해서 대충 알고 있기는 하지만 "당질이 뭐죠?"라는 질문을 받으면 확실하게 설명하지 못하는 사람들이 대부분이다. 기본적인 것을 알고 있다고 생각하지만 사실은 잘 모른다는 뜻이다. 말하자면 아직 제대로 알지 못하는 것이 많다는 것이다. 더구나 최근 연구가 급격하게 진행되고 있는 부분은 알 리가 없다.

여기서는 당질이란 무엇인지, 체내에 들어가면 어떻게 되는지, 세포 안으로 들어가면 어떻게 되는지 살펴보자.

먼저 당질 관련 용어들을 다시 확인해 보자. '당'이라는 이름이 붙는 것이 많아서 혼동하기 쉽다. 이런 이름은 한 번 알아 두면 그다음부터는 계속해서 '아, 그거네'라고 생각하고 사용할 수 있는 지식이다.

후반부에는 대사에 관하여 설명해 두었다. 언뜻 보면 '내장지방을 감소'시키는 것과 상관없어 보이지만 깊은 관계가 있다. 알아 두면 "그게 이런 부분과 관계되는 거야?"라고 놀라워하면서 응용할 수도 있다.

내장지방을 확실하게 줄이기 위한 중요 포인트는 '나에게 맞는 올바른 지식으로 내가 스스로 조절할 수 있는지' 여부다.

당질에 관한 네 가지 기본 용어

당과 관련된 용어는 대략 다음 네 가지를 파악해 두자.

- 탄수화물 = 당질 + 식이섬유
- 당질 = 단당류(포도당, 과당 등), 이당류(설탕, 유당 등), 다당류(전분, 당알코올 등)
- 당류 = 단당류, 이당류

- 당분 = 일상어이며 명확한 정의는 없음

용어는 이 정도만 알아도 괜찮다. 최근에도 "당질을 절제하라는데 탄수화물은 절제하지 않아도 될까요?"라는 질문을 받았다. 이에 대한 대답은 이 용어 설명을 보면 분명하게 알 수 있다. 탄수화물은 당질과 식이섬유를 합친 개념이다. 그러므로 '당질을 절제하고 식이섬유는 절제할 필요가 없다'는 것이 정답이다.

또 이당류가 어떤 당의 조합인지에 대해서도 혼동하기 쉬우므로 알아보자. 이당류는 단당류 '2개가 결합'되어 있는 구조다. 대표적인 이당류는 다음과 같다.

- 유당(락토스) = 포도당(글루코스) + 갈락토스
- 자당(수크로스) = 포도당(글루코스) + 과당(프럭토스)
- 맥아당(말토스) = 포도당(글루코스)×2

영양소 표기에서 간혹 볼 수 있는 '트레할로스'도 포도당×2이다. 이당류의 이름은 비교적 일상에서 볼 기회가 많으므로 여기서 알아 두는 것이 좋다.

'올리고당'은 몸에 좋은 이미지로 많이 들어 왔던 바로 그 올리고당이다. 이것은 단당이 몇 개 결합되어 있는 상태다(분자량이 약

300~3,000). 올리고oligo는 그리스어로 '소량'이라는 뜻이며, 올리고당은 일명 '소당류'라고도 한다. 일반적으로 이당류부터 10당(단당이 10개 결합한 것)까지 올리고당이라고 한다. 즉, 유당, 자당, 맥아당도 올리고당에 속한다. 올리고당이 생각했던 것보다 '흔하다'는 생각이 들지도 모르겠다. 이당류부터 10당까지 포함하기 때문에 종류는 수없이 많다. 예를 들어 모유에는 약 130종류의 올리고당이 포함되어 있다.

당질과 탄수화물은 어떻게 구분할까?

분류를 알고 있다고 해도 모르는 사람에게 설명할 때는 주의해야 한다. 예를 들면, 의료 현장에서 영양 지도를 하면서 "당질을 절제하세요"라고 '학문적으로' 정확하게 표현했다고 해도, "단 것을 절제하라는 말씀이군요"라는 반응을 보이는 경우가 드물지 않다.

그런 경우에는 "달지 않은 당질도 있고…" "탄수화물은 당질과 식이섬유로 구성되어 있으며…"라면서 이론적으로 자세하게 설명하는 것보다 "쌀, 빵, 면처럼 달지 않은 것도 당질이니까 그런 것도 절제해야 합니다"라든가, 처음부터 "탄수화물을 절제하세요"라고 설명하는 것이 상대방에게 더 쉽게 전달될 수도 있다.

'과일은 괜찮아!', '채소는 괜찮아!'라는 잘못된 지식이 머릿속에 뿌리박힌 사람도 많다. 미안한 말이지만, 당도가 높은 과일을 많이 먹으면 혈당 수치가 올라가고 살이 찌기 쉽다. 채소 중에서도 감자나 고구마 같은 뿌리채소류에는 당질이 많다.

간혹 '주스나 음료 중에서 투명한 것은 괜찮아!'라고 말하는 사람도 있는데, 당연히 달콤한 청량음료는 투명하다고 해도 많이 섭취하면 살이 찐다.

이렇듯 과일이나 뿌리채소류, 청량음료수에는 적지 않은 당분이 함유되어 있으며 지방이 쌓이기 쉬운 식품에 대해서는 별도로 확인해 두는 것이 좋다.

'당류 제로' '칼로리 제로'는 홍보용일 뿐

'당류 제로!'라고 표시된 가공식품을 자주 볼 수 있는데, 이들에 대해서 주의해야 한다. 이런 종류의 식품은 단지 '당류'가 '제로'에 가깝다는 뜻이다. 즉 '단당류(포도당, 과당 등)'와 '이당류(설탕, 유당 등)'가 제로라는 뜻일 뿐이며, 이를 대신해 '다당류(전분, 당알코올 등)'가 들어가므로 당질은 높다.

이렇게 혼동하기 쉬운 표현을 사용하는 것에는 의도적인 면이 있다. 의도성이 있는 '당류 제로'를 홍보하는 제품은 사지 않는 것이 좋다. '당류 제로!' '칼로리 제로!'라고 표기하면 상품 홍보 효과가 좋겠지만 소비자 입장에서는 첨가물이나 인공 감미료가 들어간 경우가 많으므로 섭취량이나 빈도에 주의한다.

당질은 위의 운동을 멈추게 한다

당질이 입속으로 들어가면 이로 잘게 부서진 뒤 식도를 통해 위로 운반되어 장에서 흡수된다. 이런 과정은 대체로 알고 있을 것이다. 이를 한마디로 '소화·흡수'라고 말하는데, 실제로 우리 몸은 여러 가지 기능을 한다.

물리적인 힘으로 음식물의 크기를 줄이는 것은 입이다. 즉 잘게 부수는 기능을 하는 것은 치아다. 동시에 침샘에서 나오는 소화 효소인 '아밀라아제'가 전분을 맥아당(말토스)으로 분해하면, 또 다른 소화 효소인 '말타아제'가 맥아당(말토스)을 포도당(단당류)으로 분해한다.

분해된 포도당은 식도에서 위로 운반되는데, 위는 당질을 분해할 수 있는 소화 효소를 분비하지 않는다. 따라서 위 속에 당질이 들어가면 위벽의 연동 운동으로 조몰락거리기만 하고 분해되지는 않는다.

위는 모든 음식을 소화시킨다고 생각하지만, 사실 당질을 소화하지 못한다. 오히려 당질을 섭취하면 위에서 '당반사糖反射' 반응이 일어나 연동 운동이 정체되거나 정지된다. 위액보다 진한 당질이 위 속으로 들어오면 위의 연동 운동이 15분 이상 약해지기 때문이다. 더욱이 처음 5분 동안은 연동 운동이 완전히 멈춰 버린다.

이 때문에 역류성식도염, 속쓰림, 더부룩함, 숙취 등이 나타난다. 당질을 많이 섭취한 경우 연동 운동이 멈춰서 위 속에 음식물이 오래 머물러 있기 때문이다. 물론 주스나 미음 등 액체 상태의 당질만 섭취한다면 위 속에 그다지 오래 머무르지 않는다. 이것은 위 내시경 검사를 하면 알 수 있다. 아침 식사를 거른 환자에게 위 내시경 검사를 하면 위 속에 남아 있는 것은 당질과 식이섬유뿐이다. 두세 시간이 지나면 위에서 사라지는 경우도 있지만, 더 오랜 시간 위에 남아 있는 경우도 있다.

위 속에 내용물이 들어 있는 동안 위에서는 위액이 나오는데, 당반사로 위의 연동 운동이 약해지면 위액이 역류할 가능성이 높아진다. 위액이 식도로 역류하면 식도염을 일으킨다. 이때 속쓰림 증상이 나타난다.

실제로 나도 당질 위주의 식습관으로 고도비만이었던 시절에는 속쓰림이 심해서 매일 강한 위산 분비 억제제를 먹어야 했는데, 당질제한식을 한 뒤부터는 속쓰림이 전혀 나타나지 않았고 약도 필요 없게 되었다. 과도한 당질은 만병의 근원이라는 사례를 내가 몸소 겪은 것이다. 당질을 끊은 뒤에는 역류성식도염이 거의 일어나지 않았다.

숙취는 이런 상태에서 알코올이 추가된 것이다. 당질을 제한하면 숙취도 잘 일어나지 않는다.

'위' 다음으로 '장'을 살펴보자.

장은 크게 소장(십이지장, 공장, 회장), 대장, 직장의 세 가지로 나뉜다. 당질은 주로 소장의 일부에 해당하는 공장에서 소화가 이루어진다. 공장은 소장의 5분의 2 정도를 차지하며 내용물이 비교적 빨리 통과하기 때문에 내부가 비어 있는 경우가 많아서 '빈 창자'라고 불린다. 당질이 흡수될 때는 주로 단당류의 상태로 분해되어 흡수되며, 그 후에는 혈액을 타고 간으로 운반된다. 이때 '혈중 포도당'의 농도를 '혈당치'라고 한다.

장에서 흡수한 포도당을 비롯한 영양분을 운반하는 정맥계의 혈관을 '문맥門脈'이라고 한다. 영양분을 운반하는 전용 루트다. 당질뿐만 아니라 아미노산도 문맥을 통해 간으로 운반된다. 단, 지질은 문맥이 아니라 림프관으로 들어가 운반된다.

이제, 포도당에 대하여 알아보자. 간으로 운반된 포도당 중 약 50%는 간에 그대로 저장되는데, 포도당을 그대로 두면 인체에 '독극물'이 된다. 주위에 달라붙어 떨어지지 않거나 포도당 농도가 짙어지면 주위의 수분을 흡수하기 때문이다.

포도당은 간 내에서는 '글리코겐'이라는 형태로 바뀐 뒤 간에 저장된다. 글리코겐은 필요에 따라 다시 포도당으로 변환되어 간에서 혈액 속으로 방출된다.

간을 통과한 포도당은 정맥을 통해 심장으로 운반되고, 이어서 동맥으로 옮겨져 전신으로 보내진다. 이 과정에서 폐도 경유한다. 정확하게 말하면, '소장→문맥→간→정맥→심장→폐→심장→동맥'의 순서로 전신으로 보내진다.

전신의 세포는 혈관에서 포도당을 흡수하여 에너지원으로 사용한다.

세포에는 포도당 전용 통로가 있다

'세포가 포도당을 흡수한다'는 말을 많이 들었을 것이다. 세포는 어떤 방법으로 포도당을 흡수할까? 세포가 포도당을 덥석 물어서 흡수하지는 않을 테고, 그러면 포도당이 한껏 스며들도록 두는 것일까?

세포막을 통과해서 스며드는 물질도 있다. 산소나 이산화탄소는 세포막을 통과해서 농도가 '짙은' 쪽에서 '옅은' 쪽으로 이동하면서 스며든다. 특히 세포막을 통과할 때는 에너지도 사용하지 않는다. 마음대로 이동하는 타입이다.

포도당의 경우에는 세포막에 있는 전용 통로를 지난다. 포도당 전용 통로를 'GLUT(글루트)'라고 한다. GLUT란 'glucose transporter(포도당 수송체)'의 약자로, 이 GLUT에는 다양한 종류가 있다. 예전에는 7종만 알려졌으나 현재는 GLUT 1부터 12까지, 여기에 'HMIT(H+ myoinositol transporter)'를 합해서 총 13종이 발견되었다. 여기서는 13종의 GLUT 중에서 특히 유명한 'GLUT1'과 'GLUT4' 두 가지를 살펴보자.

포도당의 통로 'GLUT1'

GLUT1에는 다른 것과 구별되는 큰 특징이 있는데, 인슐린이 없어도 포도당을 세포 안으로 넣어준다는 것이다. GLUT1은 인체 안에서 당질을 에너지원으로 우선 사용하는 조직의 세포막에 주로 존재하며, 구체적으로는 적혈구, 뇌, 신장, 암 등에 있다.

'주로'라고 표현하는 것은 GLUT1이 대부분의 세포에 존재하기 때문이다. 특히 적혈구 내에는 지질을 에너지로 바꿀 수 있는 미토콘드리아가 없어서 에너지원은 당질밖에 없다. 따라서 적혈구에는 가장 많은 비율로 GLUT1이 존재한다.

GLUT1은 기아 상태나 암일 경우에도 증가한다. 각종 암이 포도당을 에너지원으로 이용하므로 포도당 대사산물이 증가한다. 이때 활발하게 포도당을 흡수하는 것이 바로 이 GLUT1이다.

포도당의 통로 'GLUT4'

GLUT4는 근육 중 골격근과 심근, 지방세포 등에 많이 존재한다. 같은 근육이라도 위, 혈관, 방광 등의 '평활근'에는 GLUT4

가 별로 많지 않다.

GLUT4는 GLUT1과는 반대로 '인슐린이 있을 때만' 포도당을 세포 안으로 넣어 준다. 또 GLUT1이 세포막에 주로 있는 것과 달리 GLUT4는 주로 세포 '내부'에 있다. 인슐린이 분비되면 GLUT4가 세포의 표면인 세포막으로 이동하고 혈액에서 포도당이 GLUT4를 통해 세포 안으로 들어간다. '포도당 전용 통로'인 GLUT4가 세포 내로 이동한다는 사실은 의외로 역동적으로 보인다. 다만, 이 'GLUT4가 세포 내로 이동한다'는 것에 대해 다양하게 연구되고 있는 단계이며, 아직 밝혀지지 않은 것이 많은 상태다.

나트륨-포도당 공동수송체 'SGLT'

GLUT 이외에도 소장 및 신장 세포의 일부에는 'SGLT(Sodium-glucose cotransporter)'라는 나트륨과 포도당의 전용 통로가 존재한다. 이 용어가 익숙한 사람도 많을 텐데, '살 빠지는 당뇨병 약'으로 유명한 'SGLT2 억제제'와 관련되기 때문이다.

SGLT의 세포 밖에는 나트륨이 많이 있는데, 나트륨이 세포 안으로 들어가면 동시에 포도당도 세포 안으로 들어간다. 이처럼 '함께 이동하는' 것이 인체에 몇 종류가 있는데, 이들을 총칭하여 '공동수송체'라고 한다.

SGLT에는 SGLT1과 SGLT2가 있는데, 신장의 세포막에는 주로

SGLT2가 존재한다.

이 SGLT의 작용을 차단하고 소변으로 포도당을 내보내서 혈당치를 낮추는 약이 있다. 이런 작용을 하는 약 이름이 바로 'SGLT2 억제제'다. 단순히 혈당치를 낮추는 것이 아니라, 그 이상으로 심장이나 혈관 질환을 예방하는 효과가 있어 주목받고 있다. 이 약에는 탈수, 심근경색, 뇌경색 위험, 산증 acidosis 등 여러 가지 부작용이 있고 체중도 몇 킬로그램 감소한 상태에서 멈춰 버리기 때문에 단순히 살을 빼는 용도로 사용하면 안 된다.

SGLT2 억제제에 '2'가 들어 있지만 대부분의 약은 'SGLT1'의 작용도 차단한다. 'SGLT2만 차단'하는 정도는 각 제제마다 다르다. 오늘날 상당히 주목받고 있는 SGLT는 1902년에 그 존재가 발견된 후 반세기 이상 잊힌 상태였다. 50년 넘게 방치되어 온 SGLT를 응용해서 만든 SGLT2 억제제가 2019년 시점에서의 매출이 일본에서만 700억 엔에 달한다.

사소하다, 어떻게 되든 상관없다고 생각했던 것이 '사실은 중요한' 것으로 밝혀진 경우를 자주 볼 수 있다. 우리 주변에서도 사소하다고 생각한 것, 나와는 상관없다고 생각하는 것들이 어느 날 세상을 바꿀지도 모를 일이다.

그런데 'SGLT 억제제가 있듯 GLUT도 억제하는 약을 쓰면 어떨까?'라고 생각하는 독자도 있을 것이다. 하지만 GLUT는 앞에서 설명했듯이 '억제하면 큰 문제'가 된다. SGLT2 억제제를 사용하여 소변으로 당이 어느 정도 배출되어도 된다. 하지만 GLUT1을 억제하면 적혈구는 에너지원을 세포 안으로 가져올 수 없고, 결과적으로 적혈구의 세포가 살 수 없게 되므로 생명에 직접 연관된다. 마찬가지로 다른 GLUT도 억제하기에는 적합하지 않다. 그래서 GLUT 억제제가 있기는 하지만 동물 실험에서만 사용되고 있다.

'살이 찐다 = 지방세포가 커진다'
원인은 인슐린

세포가 가진 포도당 전용 통로인 GLUT4까지 설명하면서 마침내 알게 된 것이 있다. 인슐린 때문에 살이 찌는데, 그 이유에 대해서 다음의 두 가지로 분명하게 설명했다.

- GLUT4는 지방세포에 많다.
- GLUT4는 인슐린이 없으면 포도당을 흡수하지 못한다.

'살이 찐다'는 것은 '지방세포가 커진다'는 뜻이다. BMI로 말하면 '27 이상'에서는 '세포가 커질' 뿐만 아니라 지방세포의 '수가 증가'한다. BMI 27 이상이 되면, 단순히 지방세포의 크기가 커지기만 해서는 체중이 그렇게까지 증가하지 않는다. 즉, 그때쯤에는 크기뿐만 아니라 '지방세포의 수'가 증가한다.

어느 정도 이상 살이 찌면 '세포 수가 증가'하여 살이 빠지기 어려워지는 원인이 된다. 다만 '일정 크기 이상'의 상태에서만 '세포 수'가 늘어난다(참고: https://jams.med.or.jp/event/doc/124071.pdf). 그 정도로 지방세포가 영양을 축적하려면 인슐린이 필수적으로 작용해야 한다. 인슐린에 의해 포도당이 지방세포로 계속 저장된 결과, 세포가 커지고 그 수가 증가하는 것이다. 이 점이 바로 인슐린이 비만 호르몬이라고 불리게 된 이유다.

지질을 지방세포에 축적하는 것도 인슐린과 관련된다. 말하자면, 인슐린이 없으면 포도당이 지방세포에 저장되지 않기 때문에 살이 찌지 않는다. 이 책의 핵심 주제인 '내장지방 제거'라는 점에서 보면, 인슐린이 얼마나 중심적인 역할을 하는지 알 수 있다.

지방세포의 수가 줄어들 가능성은?

지방세포가 커져서 살이 찌면 세포 수는 어떻게 될까? 지방세포의 수는 어릴 때 결정되어 평생 거의 변하지 않는다는 말을 많이 듣는다. 하지만 '지방세포의 상태는 변한다'는 것이 최근에 알려졌다. 지방세포는 비만의 정도에 따라 다양한 변화를 보인다는 것도 다음과 같은 연구로 밝혀졌다. '100명 이상의 지방세포를 실제로 현미경으로 조사'한 연구이므로 신뢰성은 높은 편이다.

사가대학교 교수(당시)인 스기하라 하지메는 <비만의 과학>을 주제로 2003년에 개최된 일본의학회 심포지엄에서 비만은 '비대 우세 → 비대·증식 → 증식 우세'로 진행해 간다고 언급했다.
(참고: 제124회 일본의학회 심포지엄 강연 요지, <비만의 과학>, pp.72-81)

BMI 지표는 이 책에서도 여러 번 나오는 용어다. 계산식은 다음과 같다.

BMI = 체중(kg) ÷ 신장(m) ÷ 신장(m)
- 예: 신장 160cm(=1.60m), 체중 60.0kg일 경우
  BMI=60.0÷1.60÷1.60=23.4

앞의 연구는 지방세포가 이 BMI 수치에 따라 대체로 상태가 나뉜다는 뜻이다. BMI 20~22인 정상 체중의 경우에는 지방세포가 구형球形이며 지름은 70~90μm(마이크로미터)다. 그런데 BMI

27~30이 되면 지방세포의 크기가 커져서 지름이 100~140μm가 된다. 게다가 밀집되어 있어 구형이 될 수 있는 공간도 없어져서 지방세포가 옥수수 알갱이처럼 빽빽하게 채워진 상태가 된다.

BMI 30~39가 되면 세포 크기가 더욱 커져서 옥수수 알갱이 정도를 넘어서 본격적으로 지방세포 수가 증가하기 시작한다. BMI 40을 넘어서면 더 큰 폭으로 증가한다는 것이 관찰되었다. 현미경으로 보면, 소형 지방세포와 섬유아세포가 증가하고 있는 것이 많이 관찰된다.

지방세포의 수명은 10년

BMI 30을 초과하면 살이 빠지기 정말 어려워지는 것은 이런 이유 때문이다. 지방세포의 크기를 줄이는 것만으로는 제대로 지방이 제거되지 않기 때문에 그 상태에서 지방세포의 수가 줄어들기를 기다려야 한다.

지방세포 수가 줄어드는 데 소요되는 기간, 즉 지방세포의 '수명'이 하나의 기준이 된다. 2008년에 스웨덴의 연구자가 지방세포의 수명을 산출했는데, 무려 10년이라는 사실이 확인되었다 (참고: http://www.jasso.or.jp/data/message/message_1701.pdf).

BMI 30 이상인 경우에는 '식이요법으로 노력하면 어느 정도까지는 지방세포의 크기가 원래대로 돌아와서 체중이 줄어든다(수

개월에서 수년 정도). 그 이하의 체중이 되려면 지방세포의 수를 줄여야 하는데, 최대 10년 정도 걸린다'고 한다. 장기전이 필요하다는 뜻이다.

그런데 10년의 수명이 얼마나 남았는지는 세포마다 다르므로 10년이 지나 갑자기 체중이 줄어드는 것이 아니라, 수명이 다 된 세포가 단계적으로 사라짐에 따라 체중이 줄어들게 된다. 남은 생명이 1년인 지방세포도 있고, 9년인 지방세포도 있을 것이다.

오랜 세월에 걸쳐 당질을 과식해서 '축적된 결과'를 짧은 기간에 사라지게 할 방법은 없다. 어떻게 하면 지방세포의 수를 줄일 수 있는지에 대해서는 아직 확실한 연구 결과가 없다. 인터넷상에는 '다이어트를 해도 지방세포의 수는 줄어들지 않는다!'라고 단언하는 기사도 볼 수 있는데, 지방세포 수가 늘어날 수 있다면 줄어드는 것도 충분히 가능한 일이다.

고도비만일 경우에도 '후천적으로 증가하는' 조건이나 상황이 있다면 '후천적으로 줄어드는' 조건이나 상황이 있을 수 있다. 어쩌면 '지방세포의 수명이 다하는 것' 외에도 지방세포의 수를 줄이는 방법이 있을 수 있다.

하지만 현재로서는 '지방세포 수를 줄이는' 방법이 분명하지 않다. 어쨌든 기본적으로 '식사를 바꾸는' 것은 반드시 필요하다. 또 24~48시간 정도의 짧은 단식을 일정 기간(주 단위)을 걸러서 반

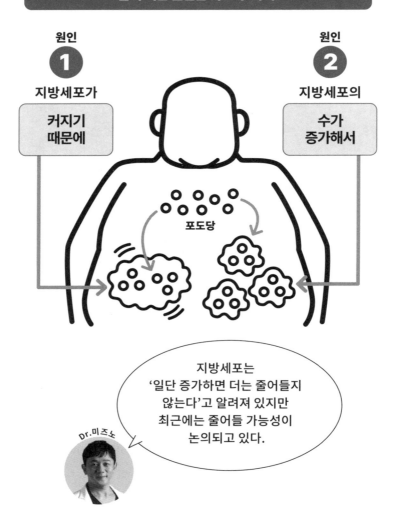

살이 찌는 원인은 바로 두 가지!

원인
1
지방세포가

커지기
때문에

원인
2
지방세포의

수가
증가해서

포도당

Dr.미즈노

지방세포는
'일단 증가하면 더는 줄어들지
않는다'고 알려져 있지만
최근에는 줄어들 가능성이
논의되고 있다.

복하면 체중이 줄어든다. 하지만 이런 경우 지방세포의 수가 줄어드는지 여부를 확인한 연구는 아직 없다.

당질이 에너지로 변하는 3단계

지금까지 언급한 것 중 이 두 가지가 중요 포인트다.

● 지금 있는 내장지방을 줄인다.
  → 지방세포에 축적된 에너지를 어떻게 사용할 것인가?
● 내장지방을 증가시키지 않는다.
  → 당질 섭취를 얼마나 줄일 것인가?

먼저 세포 내에 들어온 당질이 어떤 과정을 거쳐 에너지로 변하는지 알아보자.

당질을 에너지로 만들기 위해 몸속에서는 다음의 세 단계를 거친다.

1단계 해당 과정: 대사 장소는 세포질

2단계 TCA 회로: 대사 장소는 미토콘드리아

↓

3단계 전자전달계: 대사 장소는 미토콘드리아

↓

ATP(에너지) 생산!

위의 각 단계를 '대사 경로'라고 하며 세트 단위로 일어나는 효소 반응이다. 3단계 전자전달계까지 거치면 드디어 세포가 사용할 수 있는 에너지 형태인 'ATP'가 만들어진다.

1단계인 '해당 과정glycolysis(당분해)'은 세포 속 '세포질'에서 이루어진다.

2단계와 3단계인 'TCA 회로'와 '전자전달계'는 세포 내의 에너지 공장이라 할 수 있는 '미토콘드리아' 안에서 이루어진다. 좀 더 사전 준비를 한 후 공장으로 보내는 단계다. 내장지방을 태우기 위해서는 지방을 태워서 에너지로 바꾸는 공장인 미토콘드리아의 정상화가 필요하다.

미토콘드리아가 정상적으로 작동하기 위해서는 산소, 비타민, 미네랄, 단백질(아미노산) 등이 필요하다. 이러한 영양소가 부족하면 당질이 태워지지 않을 뿐만 아니라 단백질과 지질에서도 에너지가 생산되지 않는다. 영양 부족으로 미토콘드리아의 기능이 저하되면 젖산이 점점 쌓여 체내가 산성으로 기울어지게 된다.

그러면 어떤 일이 일어날까? 체온이 내려가거나, 나른해지거나, 쉽게 피로해지거나, 당질을 많이 원하게 된다. 당질을 너무 좋아하거나 달콤한 것을 찾게 되는 것은 당질 과다 상태에서 영양실조가 있는 사람들에게 나타나기 쉬운 현상이다.

인간이 본래 가지고 있는 효율적인 대사는 미토콘드리아가 정상일 경우에만 가능하다. 당질을 내장지방으로 축적하지 않게 하려면 미토콘드리아가 열심히 일할 수 있도록 몸속에 영양분을 확실하게 공급해야 한다. 내가 '비만한 사람은 모두 영양실조'라고 자주 언급하는 것은 이러한 이유 때문이다.

당질 섭취 후 느끼는 '가짜 포만감'에서 탈출하자

달콤한 과자, 밥을 비롯한 주식 등의 당질을 섭취하면 혈당 수치가 올라가는데, 이런 상태에 있을 때 스트레스에 견딜 수 있는 '스트레스 내성'이 상승한다. 이는 미국 스탠퍼드대학교에서 심리학 강좌 수강생들이 자신들의 몸으로 직접 실험했다는 말이 나올 정도로 유명하다.

에너지가 부족해지자 사람들은 최악의 상태가 되어 버렸다. 이와 대조적으로 혈당치를 높이는 음료를 섭취한 사람들은 최상의 상태를 되찾을 수 있었다. 즉 끈기가 있고 충동에 휩쓸리지 않으며 생각이 깊고 배려할 줄 아는 모습이 되었다.

수업에서 이 연구 결과를 말하자 예상했던 대로 수강생들은 아주 기뻐했다. 정말 뜻밖의 기쁜 소식이다. 당분이 갑자기 소중한 친구가 되었다. 초코바를 먹거나 소다수를 마시는 게 자기 통제(Self-control)가 될 수 있다니!

수강생들은 이 연구 결과를 무척 마음에 들어했고, 이 가설을 스스로 검증하는 데도 의욕적이었다. 어떤 수강생은 힘든 프로젝트를 완성하기 위해 과일 사탕을 계속 끼고 살았다. 다른 학생들은 민트 맛 사탕을 항상 주머니에 가지고 다니면서 미팅 시간이 길어질 때마다 살짝 입에 넣어 동료들보다 집중력을 유지하려고 노력했다.

— 출처: 켈리 맥고니걸, 《The Willpower Instinct》에서 발췌(한국어판 제목 《왜 나는 항상 결심만 할까》, 알키, 2012)

당질을 섭취하면 '행복한 느낌'이 든다는 것을 당신도 이미 알고 있을 것이다. 잘 모르겠다면, 당신이 '포만감'이라고 생각하는 것이 바로 그 '행복한 느낌'이다. 배에 음식이 가득 찬 것이 포만감이 아니라, 당질 섭취 후에 오는 '행복한 느낌'을 포만감이라고 착각하는 사람이 많다. 시험 삼아 당질제한식을 계속하면 '배에 음식이 들어 있다'라는 것과 '당질 섭취에 따른 행복감'의 차이를 알 수 있게 된다. 이 당질 섭취로 인한 가짜 포만감에서 벗어나는 것이 바로 당질 의존을 벗어나는 길이다.

그러면 당질을 섭취한 후의 포만감(만족감)이 왜 가짜일까? 당질 섭취에 따라 혈당치가 상승하면서 느껴지는 행복감을 포만감이라고 할 수 없는 데는 두 가지 이유가 있다.

첫 번째는, 긴 인류 역사에서 보면 완전히 비정상적인 상태이기 때문이다.

두 번째는, 그 '행복한 느낌' 자체가 가짜이기 때문이다.

가짜인 이유 1. 본래의 건전한 포만감이 아니다

현대인의 일상에는 백설탕이나 밀가루 등으로 대표되는 정제된 당질이 넘쳐난다. 이런 종류의 당질을 섭취하면 혈당 수치가 급격히 상승하는데, 이런 일은 인류의 수백만 년 역사상 없었다. 인류가 정제된 당질을 단기간에 대량으로 섭취하기 시작한 것은 불과 수십 년 전이다.

지금은 대량의 당질 섭취가 자연스럽지만, 이는 인류 최초의 비정상적인 사태라고 할 수 있다. 당질제한식을 시도하는 초보자들이 '먹은 것 같지 않다'라는 말을 자주 하는, 그 '먹은 것 같은 기분'이라는 것이 바로 가짜 포만감이다. 혈당치가 급상승함에 따라 느껴지는 '행복한 느낌'을 포만감이라고 믿는 것이다.

당질 제한 식사를 하면 식후에 혈당치가 급상승하지 않는다. 따라서 가짜 포만감을 느낄 수 없어서 당질 제한 식사 초기에는 '먹었다는 기분'이 들지 않는 것이 당연하다. 하지만 이것이 바로 건전한 본래의 포만감이다.

본래의 포만감을 제대로 느끼기 위한 방법은 위에 음식물이 들어 있음을 의식하는 것이다. 의식의 방향을 바꾸면, 단 며칠 만에 본래의 포만감에 익숙해질 수 있다. 익숙해질 때까지는 뭔가 부족하다고 느낄 때 순수한 지질이나 당질이 적은 단백질을 섭취하면 된다.

순수한 지질이란, 버터나 우지(소기름)처럼 당질이 거의 제로 상태인 것을 말한다. 당질이 적은 단백질로는 견과류와 말린 간식류가 있다. 상세한 내용은 8장부터 소개하는 단백지질식을 다룬 내용에서 알아보자.

가짜인 이유 2. 혈당 상승으로 인한 포만감은 가짜 감정

대량의 당질을 섭취하여 느끼는 포만감은 '인류 최초의 비정상적인 사태'이며 이 포만감이 사실은 '가짜'라는 점 외에 또 하나의 가짜가 있다. 혈당치 상승에 따른 '행복한 느낌' 자체가 '가짜 행복감'이라는 것이다.

당질 섭취 후에 혈당이 상승하면 뇌 안에서 도파민이 분비되기 시작한다. 이 도파민에 의해 자극받는 대뇌의 '측좌핵' 부위는 '쾌락 중추'라고도 한다. 도파민은 행복감 자체가 아니라 행복한 '예감'만 가져다 주는 것이다. 도파민은 행복감, 희열과 관련이 있다고 알려졌지만, 사실은 행복감 자체가 아니라 행복한 '예감'을 가져다 주는 것에 불과하다. 따라서 도파민은 '조금 있으면 행복을 느낄 수 있을 거야!'라는 강한 감정을 유발하지만 실제로는 시간이 지나도 '행복'을 느끼지 못한다.

가짜 포만감에서 벗어나려면?

식후에 '가짜 포만감'을 느끼고 싶어서 당질에 의존하기도 한다. 당질 제한을 확실하게 계속하려면 위에 음식이 들어 있을 때 느끼는 본래의 포만감을 제대로 파악하는 것이 중요하다. '가짜 포만감'을 얻으려고 하다가는 혈당치가 오를 때까지 계속 먹게 된다.

위 속에 음식이 들어가도 혈당치가 오르려면 시간이 걸린다. 식사를 빨리 하는 사람은 포만감을 느낄 새도 없이 당질을 계속 섭취하게 된다. 흔히 사용하는 '빨리 먹으면 살찐다'라는 말은 혈당치가 상승할 때까지 기다리지 못하고 그 사이에 당질을 더 섭취하여 살이 찐다는 뜻이다.

당질을 많이 섭취했으니 당연히 인슐린도 콸콸 쏟아질 것이고, 따라서 체지방도 쑥쑥 증가한다. 인슐린이 대량으로 분비됨에 따

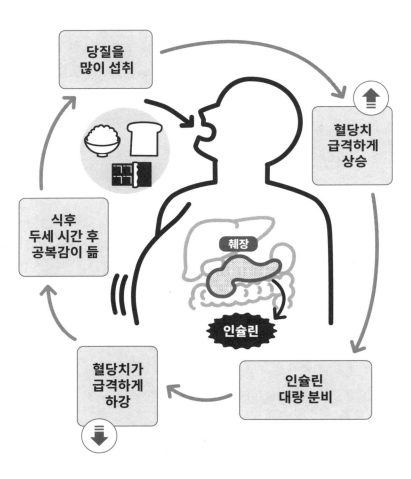

당질 과잉 섭취로 인한 악순환

당질을
많이 섭취

혈당치
급격하게
상승

식후
두세 시간 후
공복감이 듦

췌장

인슐린

혈당치가
급격하게
하강

인슐린
대량 분비

라 혈당치가 급격히 떨어지므로, 식후 2시간 정도 지나면 강한 공복감을 느끼게 된다. 그래서 '그렇게 많이 먹었는데 벌써 배가 고프다고?'라는 생각이 들게 된다.

시간 간격을 두지 않고 당질을 계속 먹어서 발생하는 이런 '악순환'이 고도비만인 사람에게서 주로 나타난다. 이 '악순환'을 끊으려면 애초에 '당질 과잉 섭취'를 멈춰야 한다. 당질을 확실하게 억제하고 '위에 음식이 들어 있다는 감각 = 본래의 포만감'을 의식하도록 노력해야 한다. 배가 부르지 않고 헛헛하다고 느껴진다면, 순수한 지질 또는 당질이 적은 단백질을 섭취하면 된다. 위에 음식이 충분히 들어가면 배가 부르다. 이런 건전한 '본래의 포만감'을 느끼려고 노력하면 당질 제한 식사를 유지할 수 있다.

'내장지방이 연소되지 않는 체질'로 바뀐 이유

지방을 연소시키는 사이클을 켜려면
영양소가 필요하다

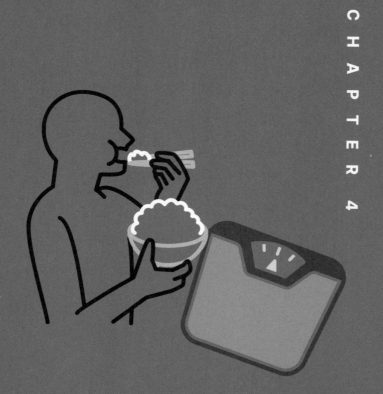

CHAPTER 4

내장지방이 연소되지 않는 사람은
모두 영양실조

당질 제한 식사로 전환하면 내장지방이 증가하지 않는다고 3
장에서 설명했다. 하지만 이것만으로는 이미 축적되어 있는 내장
지방을 줄이는 효과를 기대하기 어렵다. 내장지방을 증가시키는
식생활을 오래 해 온 사람은 '내장지방이 잘 연소되지 않는 체질'
로 바뀌었기 때문이다. 즉, 연소 기관이 고장 났기 때문에 내장지
방을 연소시킬 수 없다. 따라서 내장지방은 축적된 상태로 계속
남게 된다.

다수의 현대인이 '지방의 연소 기관'에 문제를 가지고 있다. 이

장에서는 지방 연소에 왜 문제가 발생하는지, 당신이 내장지방이 연소되지 않는 체질로 바뀐 이유가 무엇인지 알아보자.

정답부터 말하면, 내장지방이 연소되지 않는 체질이 된 이유는 다음과 같은 영양실조 때문이다.

- 단백질 부족
- 철분 결핍
- 비타민 부족
- 미네랄 부족
- 카르니틴 부족

하나씩 순서대로 확인해 보자.

지방이 연소되지 않는 이유 1. 단백질 부족

어린이를 비롯해서 청년, 중년, 고령자에 이르기까지 모든 세대가 총단백질이 부족하다고 해도 지나치지 않다.

몸의 구성 성분은 물과 단백질, 지질이 90%를 차지한다. 단백질이 부족하면 다른 무엇으로도 몸의 컨디션이나 건강 상태를 개선할 수 없다. 이렇게나 중요한데도 이만큼 경시되는 영양소도 없을 듯하다. 이 책에서 반복해서 강조해 왔듯이, '단백질은 가장 중요한 영영소'다. 많은 사람이 전혀 실감하지 못할 것이고, 대부분의 영양관리사와 의사도 이 사실을 모른다.

'지방 연소 기관'도 단백질로 만들어졌다. 그래서 단백질이 부족하면 '지방 연소 기관'에 이상이 생겨도 고칠 수가 없다. 인간의 몸은 시간이 흐를수록 조금씩 고장 나기 마련이다. 그래서 세포가 끊임없이 '파괴되고 재생되는' 사이클을 반복한다. 머리카락도, 피부도, 혈액도, 내장도 계속해서 세포 파괴와 재생을 반복한다.

'지방 연소 기관'도 이런 사이클이 필요하다. 그런데 단백질이 부족한 상태에서는 이런 사이클을 반복할 수 없다. 이는 마치 건물을 지어놓기만 하고 유지 보수를 하지 않는 것처럼 금방 피폐해진다. 단백질이 부족한 상태로는 뭔가 이상이 생겨도 깨끗하게 치료할 수 없다.

또 단백질이 부족한 상태에서 당질 제한 식사를 하면 에너지가 부족해진다. 단백질 보급은 기본적으로 육류, 달걀, 유청 단백질 세 가지로 분류된다. 이에 대해서는 '단백지질식'의 장에서 자세히 알아보기로 하자.

우리에게 단백질이 부족한 결정적인 이유는 단백질이 사소하게 취급되기 때문이다. 근육이 울퉁불퉁한 근육질의 사람들 외에는 거의 단백질이 부족하다고 생각해도 된다. 근육이 발달한 사람들은 단백질을 아주 많이 섭취한다. 선수나 보디빌더는 일반적으로 자신의 체중이 60kg일 때 1000분의 1인 60g의 3배에 해당하는 단백질을 하루에 섭취한다. 예를 들어 체중이 60kg이라면 60×3배이므로 180g의 단백질을 섭취한다.

그런데 일반인들은 보통 체중의 1배가 되는 단백질조차 섭취하지 않는 것이 현실이다. 따라서 단백질이 부족한 사람들에게 체중 수치에서 단위만 그램으로 바꾼 뒤 2배에 해당하는 단백질을 섭취하기를 권장한다. 체중이 60kg인 사람이라면 단위만 바꿔 60g의 2배, 즉 120g의 단백질을 섭취하라는 뜻이다.

단백질 부족 상태가 해소된 뒤에는 섭취량을 좀 더 줄여도 괜찮지만, 실제로는 단백질 부족이 좀처럼 해소되지 않는 상황이다. 특히 단백질을 부족하게 섭취해 온 기간이 길수록, 게다가 채식을 고수하는 마른 사람이라면 단백질이 심하게 부족해서 오히려 '단백질을 섭취할 수 없는' 딜레마에 빠지기 쉽다. 이런 단백질 부족 상태를 해소하려면 보통 몇 년이 걸린다.

지방이 연소되지 않는 이유 2. 철분 결핍

단백질 다음으로 중요한 것은 '철분'이다. '지방 연소 기관'은 단백질로 되어 있다. 철분은 지방 연소 기관이 지방을 연소하는 데 반드시 필요한 영양소다.

지금까지 '지방 연소 기관'이라고 한 것은 정확하게는 세포 속 '미토콘드리아'를 말한다. 미토콘드리아는 원시적인 생물 단계에서 세포 안으로 들어가 사람과 '공생'한다. 미토콘드리아의 크기는 $0.5{\sim}10\,\mu m$(마이크로미터)이며, 인체 내 세포 1개에는 수백에서 수천 개가 존재한다. 인간의 작은 세포 하나하나에 무수한 미토콘드리아가 존재하는 것이다.

이 미토콘드리아 속에서 당질과 지방산, 단백질 등이 대사되어 에너지로 변환된다. 단백질을 당질로 바꾸는 당신생도 미토콘드리아 내에서 이루어진다. 적혈구를 제외한 인간의 모든 세포에 미토콘드리아가 존재한다. 무게로 따지면 사람 체중의 약 10%를 차지하는 상당한 양이다.

일반적으로 잘 알려지지 않았지만, 대부분의 여성과 대사증후군, 생활습관병, 정신 건강에 어려움이 있는 남성의 대다수에게서 철분이 부족하다. 나는 이 사실을 지금까지 몇 권의 책을 쓰면서 여러 번 강조해 왔다. 많은 담당 편집자들이 이런 사실을 알고 나서 의료기관에서 혈액검사를 받아 보았는데, 검사받은 모두가 철분 결핍으로 판명받았다고 한다. 특히 여성의 경우 철분이 부족하지 않은 사람을 찾기 어려울 정도다. 그만큼 철분은 우리 몸에서 불균형한 상황이다. 이런 사실에 대해 아직 모르는 사람이 많고, 자신이 철분 결핍이라는 것을 깨닫지 못하고 여러 가지 증상에 시달리고 있다.

알고 보면 무서운 철분 결핍

많은 현대인이 철분 결핍 상태에 있는데, 특히 일본에서의 철분 결핍 이유를 다음의 예로 설명해 보겠다.

① 음식에 철분을 첨가하지 않음
② 의료기관에서 '이상 없음'으로 판단함
③ 식물성 식품이 더 좋다는 식의 판단 오류
④ 일본에서만 이상한 철분 보충제
⑤ 태아기부터 물려받은 철분 결핍

이 다섯 가지 사정을 차례대로 살펴보자.

철분 결핍 원인 1. 음식에 철분을 첨가하지 않는다

상당수 나라에서는 밀가루에 철분을 첨가하는 것이 의무화되어 있으며, 식품에 철분을 첨가하도록 정책적으로 규정한 국가도 있다. 각국의 철분 첨가 상황은 다음과 같다.

- 밀가루: 미국, 캐나다, 영국, 스웨덴, 터키, 태국, 스리랑카,
  중남미 등 22개국
- 정제당: 과테말라
- 옥수숫가루: 베네수엘라, 멕시코
- 소금: 모로코
- 쌀: 필리핀
- 간장: 중국
- 남플라(피시소스): 베트남

이렇게 많은 나라에서 식품에 철분을 첨가하도록 의무화하고 있는데, 일본에서는 그렇게 하지 않는다. 그 결과 일본에는 철분 결핍인 사람이 많아졌다.

철분 결핍 원인 2. 의료기관에서도 '이상 없음'으로 판단한다

철분 결핍 상태가 진행되면 각종 증상이 나타날 수 있다. 증상이 심해져서 의료기관을 방문하지만, 각종 검사에서 '이상 없음'이라는 결과를 받는다. 예를 들어 두통이 심하면 뇌 MRI나 CT 등의 영상 검사를 실시한다. 최근에는 많이 줄어들었지만 뇌파 검사를 하기도 하며, 채혈 검사도 비교적 많이 한다. 그런데 결과는 '이상 없음'이라고 한다.

병원 검사에서는 철분 결핍 진단을 내리는 경우가 드물다. 철분 결핍으로 판단되는 경우는 최중증의 철분 결핍으로 빈혈이 발생했을 때뿐이다. 이때는 이미 체내의 철분 수치가 한없이 제로에 가까워지고 있는 상태다. 대부분의 철분 결핍 상태는 빈혈 증세까지 일으키지는 않는다.

예를 들어, 나는 과거에 10일 동안 외래를 방문한 여성 6명의 철분 관련 검사를 시행했는데, 이들의 검사 결과는 다음과 같았다. 참고로 '헤모글로빈 Hb'은 혈액의 붉은 색소(혈색소)와 단백질의 화합물을 말하며, '페리틴 ferritin'은 철을 함유한 복합단백질로 '저장철'이라고도 하는데 둘 다 세포 내 철분의 양을 반영한다.

> 여성 1. 헤모글로빈(혈색소) 11.5, 페리틴 9
> 여성 2. 헤모글로빈(혈색소) 12.0, 페리틴 7
> 여성 3. 헤모글로빈(혈색소) 12.0, 페리틴 8
> 여성 4. 헤모글로빈(혈색소) 12.3, 페리틴 6
> 여성 5. 헤모글로빈(혈색소) 12.5, 페리틴 13
> 여성 6. 헤모글로빈(혈색소) 14.2, 페리틴 9

여성의 헤모글로빈 기준치는 대체로 11~14g/dL이다. 검사 기관별로 기준치가 미묘하게 달라서, 이 검사를 실시한 기관의 헤모글로빈 기준치는 11.2~15.2g/dL였다(한국의 경우, 국가건강검진에서의 혈색소 정상 기준치는 남성 13~16.5, 여성 12~15.5다 —편집자주).

반면 페리틴은 40ng/ml 이하에서 최중증의 철분 결핍 상태가 나타난다. 건강할 경우 페리틴 수치가 100 이상이어야 한다. 단 10일간의 측정으로도 이런 상황이 나온 것을 보면 철분 결핍이 얼마나 간과되고 있는지 짐작할 수 있다.

앞서 언급했듯이 우리는 조리시 음식에 철분을 첨가하지 않는다. 그 결과로 많은 사람이 철분 결핍 상태가 되었다. 이런 식으로 진행되면 '기준치'가 달라진다. 그렇다면 검사 결과의 기준치와 기준 범위는 어떤 방법으로 결정할까? 쉽게 말하면 질환이 없는 건강한 사람들을 모아서, 그중 95%의 사람에게 해당하는 범위가 기준치 및 기준 범위가 된다.

일본인의 대부분이 철분 결핍일 경우 철분(특히 저장철인 페리틴)의 수치도 떨어지므로 당연히 진단의 '기준치'도 내려가게 된다. 철분을 식품에 첨가하는 국가와 비교하면 이 기준치는 명확하게 차이가 난다. 미국 유명 의료기관인 메이요클리닉 Mayo Clinic에서는 여성의 페리틴 기준치를 11~307ng/ml으로 정한다(참고: https://www.mayoclinic.org/tests-procedures/ferritin-test/about/pac-2038492). 한편 일본 의료기관(검사기관)의 정상 기준치는 4~96ng/ml이다. 상한 기준치도 기껏해야 150ng/ml이다. 의료기관에서 똑같이 채혈 검사를 통해 페리틴 수치를 측정해도 미국에서는 100 이하를 '철분 결핍'으로, 일본에서는 '이상 없음'으로 판단한다. 중증의 철분 결핍 상태인 페리틴 수치 40 이하에서도 '일본의 기준치 내=이상 없음'이라고 한다. 따라서 철분이 부족하고 그로 인한 증상이 나타나도 대부분의 의료기관에서 '각종 정밀 검사 결과 이상 없음', '특별한 문제는 보이지 않음'이라는 결론을 내리기 일쑤다.

페리틴의 기준치는 미국에 비해 '절반 이하'인 상황이며, 이는 건강에 악영향을 주는 정도의 수치다. 이것이 바로 철분 결핍 현상이 비정상적으로 많아지고 있는 배경이다. 영양 문제가 주원인인 경우, 대체로 '각종 정밀 검사에서 이상 없음', '특별한 유발 요인은 보이지 않음'이라는 식의 결과가 나온다.

철분 결핍은 당연히 철분을 보충해야만 개선할 수 있다. 온갖 좋은 약을 먹어도 철분을 보충하지 않으면 증상은 영원히 사라지지 않는다. 실제로 철분 결핍 때문에 두통을 겪고 있는데, 철분제가 아닌 온갖 종류의 약을 처방받다가 심지어 '항간질약'까지 처방받은 경우를 본 적이 있다. 대형병원 외래 전문의에게서 말이다. 철분만 보충하면 상태가 좋아지는데, 철분 보충 없이 계속 통원만 한다면 영원히 해결하지 못한다.

두통 때문에 휴직해야 하는 의료기관 직원인 환자를 진찰한 적이 있는데, 철분을 보충했더니 그 후에는 휴직할 필요가 없어졌다. '철분 보충' 여부만으로도 이렇게 큰 효과가 나타난다. 과장이 아니라 인생이 달라진다.

철분 결핍 원인 3. 식물성 식품이 더 좋다는 식의 판단 오류

건강검진 후 환자에게 "철분이 부족합니다"라고 진단을 내리면 이런 말을 자주 듣는다.

"시금치를 먹으면 되겠네요."

"톳을 먹으면 되겠죠?"

분명 시금치에는 철분이 있다. 그런데 이것은 '식물성 철분'이다. 식물성 철분은 동물성 철분과 구조가 다르고, 흡수율은 동물성 철분의 '5분의 1'에 불과하다. 권장 섭취량을 채우기 위해 매일 양동이 4개 분량의 시금치를 먹을 수 있을까? 현실적으로 불가능하다.

철분이 풍부하다고 알려진 톳은 어떨까? 예전의 톳 요리에는 철분이 많이 들어 있었다. 하지만 이것은 톳 자체에 철분이 많아서가 아니라, 조리할 때 철 냄비를 사용하기 때문이었다. 오늘날에는 철 냄비 대신 스테인리스 냄비를 주로 사용한다. 물론 철 냄비로 조리하면 톳이 아니라도 어느 정도의 철분은 섭취할 수 있을 것이다.

한편 동물성 철분이 많이 함유된 대표 식품인 간은 어떨까? 간은 흡수율이 뛰어난 동물성 철분이므로 기대할 수 있을 것 같은데 양은 충분할까? 철분 결핍이 있을 경우 이를 해소하기 위해 하루에 철분 약 100mg이 필요하다. 나의 경우 철분 결핍이 심각한 환자 중 지혈제와 철분제를 하루 300mg을 처방했는데도 체내의 철분을 유지하기 힘든 경우가 몇 명이나 있었다. 생리 출혈량이 많거나 자궁근종이 있다면 출혈량도 증가하기 때문에 이런 사태가 된다. 간 100g에 들어 있는 철분은 4~13mg이다. 이미 철분 결핍이 있는 경우에는 간도 매일 몇 kg씩 먹어야 하는 것이다.

이런 이유로 식사를 통해 철분 결핍을 해소할 만큼의 철분을 섭취하는 것은 현실적이지 않다.

철분 결핍 원인 4. 철분 보충제의 선택 오류

음식으로 철분 결핍을 해소할 수 없다면 현실적으로는 보충제 외에 선택지가 없다. 그런데 여기서도 '일본의 특수성'을 엿볼 수 있다. 이에 대해서 자세히 알아보자.

전 세계적으로 유통되고 있는 철분 보충제는 대부분 '킬레이트 철분'이다. 이는 인체에 있는 철분(=헴 철분 Heme Iron)과 달리 좀 더 단순한 구조로 되어 있다. 그런데 일본의 의료기관에서 주로 처방하는 철분제는 킬레이트 철분이나 헴 철분과는 다른 구조다.

정리하면 철분에 관한 보충제와 처방약의 유형은 다음 세 가지다.

● 헴 철분

- 킬레이트 철분
- 의료기관에서 처방하는 철분제

철분제의 크기도 이 순서다. 헴 철분이 가장 큰 구조이며 의료기관에서 처방하는 철분제가 가장 작은 구조다. 인체에 있는 철분(=헴 철분)은 말하자면 '큰 구조 속에 철분 원자 하나가 싸여 있는' 상태다.

킬레이트 철분은 헴 철분보다는 단순 구조인 아미노산에 철분 원자가 싸여 있다. 킬레이트 철분은 전 세계에서 유통될 정도로 장점만 모아놓은 성질을 지닌다. 부피당 철분의 양이 많고 흡수율이 좋으며 위장에 친화적이다. 가격이 비교적 싼 것도 장점이다.

의료기관에서 처방되는 '철분제'는 철분이 좀 더 노출된 상태다. 철분 원자에 구연산만 붙어 있기 때문이다. 그만큼 저렴하고 부피당 대량의 철분을 함유하지만 '위에 부담이 된다'는 단점이 있다. 가급적 위에 부담이 되지 않도록 각종 가공 처리가 되어 있기는 하지만, 킬레이트 철분보다는 섭취한 후에 거북한 불쾌감이 느껴질 수 있다.

지금까지의 설명으로 보면 헴 철분이 인체 내부에 있는 철분과 같은 것이기 때문에 몸에 상당히 좋다고 생각할 것이다. 물론 그런 측면은 있다. 헴 철분은 섭취할 수 있는 철분 종류 중 위장에 가장 부담이 적다는 특징이 있다. 하지만 헴 철분의 흡수율은 킬레이트 철분과 크게 다르지 않다. 그리고 가격이 비교적 비싸고 함유된 철분이 하루 섭취량에 못 미친다는 단점이 있다.

내가 진료한 환자 중에는 실제로 비싼 헴 철분제를 몇 년 동안 계속 복용했는데도 철분 결핍이 전혀 개선되지 않았던 사례가 꽤 있다. 헴 철분제는 철분 함량이 적어서 철분 결핍을 해소하기 어렵기 때문이다.

킬레이트 철분 보충제를 시중에서 구입하기 어렵다면 해외 제품을 구입하는 것도 방법이다.

철분 결핍 원인 5. 태아기부터 물려받은 철분 결핍

철분 결핍 원인 ①부터 ④까지의 설명으로, 철분 부족에 대한 특수한 상황을 이해했을 것이라고 생각한다. 이런 상황이므로 당연히 아이를 가진 임산부 대부분은 철분이 부족하다. 임신과 출산, 그리고 그 후 수유 기간에는 일반인이 생각하는 것 이상으로 상당히 많은 양의 철분이 필요하다.

인간에게 철분이 중요하다는 것을 알 수 있는 사례를 하나 살펴보자. 예전에 나는 불임 치료 중인 한 여성을 담당했는데, 철분제를 적극적으로 섭취하여 무사히 임신할 수 있었다. 임신 후에도 계속해서 충분한 양의 철분을 섭취했는데 검사할 때마다 페리틴 수치가 뚝뚝 떨어져 놀랐다. 그때를 지금도 잊을 수가 없다. 다행히 무사히 출산한 후 아기를 데려와 주어 정말 기뻤다. 이 사례를 통해 임신 전부터 대비했더라도 출산할 때까지 상당량의 철분이 필요하다는 것을 잘 알 수 있었다.

출산 후에도 그 상태를 계속 유지해야 한다. 수유가 시작되면 모유를 만들기 위해 철분이 대량으로 필요하기 때문이다. 산모는 자신에게 철분이 부족해도 아이에게 내어 준다. 인간의 몸은 그렇게 만들어졌다. 하지만 그것도 한계가 있다. 모체의 철분이 고갈되면 아이에게 전달되는 철분은 당연히 부족해진다. '태아기부터 줄곧 철분이 부족한' 경우도 있다.

수유 중인 아이에게 철분 결핍이 있는 경우 산모도 반드시 단백질과 철분을 섭취해야 한다. 산모의 단백질 및 철분 결핍을 해소하지 않으면 아이의 영양소 결핍이 해소되지 않는다.

단지 '철분이 부족하다'는 아주 단순한 내용이지만 매우 뿌리 깊은 문제가 되고 있다.

지방이 연소되지 않는 이유 3. 비타민 부족

내장지방이 많은 사람일수록 단백질과 철분은 물론 비타민이 특히 부족하다. 원활한 신진대사를 돕는 비타민이 없으면 당연히

지방을 태우는 힘도 매우 약해진다.

우리의 '보통 식사'는 '3식을 확실하게 먹는 것'을 기본으로 한다. 일본 소비자청에서 인가하는 '특정보건용식품(기능성 식품)'에도 '식생활에서 주식, 주채, 부채를 기본으로 하는 균형 잡힌 식사를 할 것'이라는 표시가 의무화되어 있다('주채'는 메인요리, 부채는 '부요리'를 뜻함 ―역자주). 그런데 '당질이 풍부한' 식사를 하면 그 밖의 각종 영양소가 필연적으로 부족하게 된다.

먼저 비타민B군과 C는 수용성 비타민이기 때문에 몸속에 축적되지 않는다. 지용성 비타민은 체지방으로 축적되지만, 수용성인 B군과 C의 경우에는 많이 섭취해도 사용하고 남은 양은 소변으로 배출된다. 비타민제나 비타민 음료 등을 마신 후 소변이 유독 노래진 것을 본 적이 있을 것이다. 그것은 비타민B2 때문이다. 비타민에 대해 알게 되면 소변의 노란색 정도를 체크해서 섭취한 비타민B군이 효과가 있는지 여부를 판단하기도 한다.

부족하기 쉬운 비타민B군과 C를 적극적으로 섭취하는 것이 지방을 연소시키는 체질에 접근하기 위한 출발선이다. 또 축적되지 않는 영양소이기 때문에 매일 섭취해야 한다.

필요한 분량의 비타민을 음식으로만 채우는 것은 무리

비타민B군과 C를 식사만으로 필요한 양만큼 충분히 섭취하기란 거의 불가능하다. 비타민은 보충제를 활용하는 것이 현실적이며 효과적이다. 다만, 시판되는 보충제의 상당수는 유효 성분 함량이 너무 적다. 약국에서 판매되면서 실용적인 수준의 보충제는 기껏해야 비타민C 단독 보충제 정도이며, 흔히 볼 수 있는 멀티비타민제는 전부 함유량이 너무 부족해 섭취해도 별 의미가 없다. 보충제는 섭취 권장량과 제품 함량을 비교하여 구입할 것을 추천한다. 최근에는 해외 제품도 검색을 통해 쉽게 구입할 수 있다. 참고로, 당질 섭취를 제한하면 비타민 소비량을 줄일 수 있다. 따라서 당질 제한 식사법을 이어간다면 비타민 섭취량을 줄일 수 있다.

주의할 것은 단백질 부족이 심한 경우에는 위에서 비타민을 받아들이지 않는다는 점이다. 앞서 말했듯 현대인의 대부분은 단백질이 부족한 상태다. 비타민 보충제를 섭취한 뒤 몸 상태가 오히려 나빠지는 경우가 있는데, 보충제가 몸 상태를 나쁘게 만드는 것이 아니라 단백질이 부족한 상태가 몸 상태를 나쁘게 만드는 것이다. 이런 경우에는 먼저 단백질 섭취량을 늘려서 단백질 부족을 해소한 뒤, 비타민을 섭취한다.

지방이 연소되지 않는 이유 4. 미네랄 부족

단백질, 철분, 비타민 다음으로 미네랄 전반에 대해 살펴보자.

물론 철분도 미네랄의 한 종류다. 철분은 그 존재와 작용이 매우 중요함에도 많은 사람에게 부족한 영양소이기 때문에 다른 미네랄과는 별도로 "지방이 연소되지 않는 이유 2"에서 언급했다. 다른 미네랄도 중요하기 때문에 여기서 미네랄에 대해 다루고자 한다.

미네랄 중에서 특히 부족한 것이 '마그네슘'과 '아연' 두 가지다. 이 두 가지 미네랄은 지방을 연소시켜 에너지를 생성하는 회로를 움직이는 데 꼭 필요하며, 부족하면 지방 연소가 정체되는데, 단백질이나 철분과 마찬가지로 대부분의 현대인에게 부족하다.

마그네슘은 다른 많은 영양소와 달리 음식을 통해 충분한 양을 섭취할 수 있는 몇 안 되는 영양소다. 두부를 만들 때 사용하는 '간수'와 천연 소금에 풍부하게 들어 있다.

마그네슘은 피부를 통해서도 흡수할 수 있으므로, 목욕할 때 미네랄이 다량 함유된 소금을 물에 녹여 입욕하면 보충할 수 있다. 입욕제로 나온 마그네슘으로는 '황산마그네슘'이 주성분인 엡솜솔트 epsom salt가 유명하다. '솔트'라는 이름이 있기는 하지만 순수한 황산마그네슘 결정체이며 염분은 없다.

아연은 조개류, 육류, 콩류 등에 함유되어 있지만 전부 미량이다. 따라서 아연은 마그네슘과 달리 음식을 통해 충분한 양을 섭취하기가 어렵다. 특히 현 단계에서 부족한 경우에는 결핍 부분을 신속하게 해소하기 위해서 보충제를 섭취해야 한다.

다만, 아연이 부족한 사람의 대부분은 단백질도 부족한 상태다. 단백질이 심하게 부족할 경우 위에서 아연을 받아들이지 않는 경우가 적지 않다. 위벽과 소화액 모두 단백질로 되어 있기 때문이다. 단백질이 부족한 사람 중에는 아연을 섭취하면 위에 부담을 주어 속이 더부룩해지거나 구역질이 나는 경우도 있다. 따라서 비타민과 마찬가지로 미네랄을 섭취하기 전에 단백질 부족부터 해소해야 한다.

지방이 연소되지 않는 이유 5. 카르니틴 부족

영양에 관심이 많다면 '카르니틴carnitine'이라는 이름을 들은 적이 있을 것이다. 비슷한 이름의 '오르니틴ornithine'과 혼동하는 사람이 많은데, 오르니틴은 바지락, 조개에 함유된 성분으로 카르니틴과 전혀 다른 영양소다. 카르니틴은 아미노산 3개가 연결된 비교적 단순한 구조이며, 체내에서 매우 중요한 효소로 '긴사슬지방산 연소를 돕는' 역할을 한다.

인간의 체지방은 지방세포 내부의 대부분을 차지하는 '지방 방울lipid droplet' 형태로 저장되어 있다. 이 성분은 중성지방이 대부분이며, 중성지방의 대부분은 탄소수가 16~18개인 '긴사슬지방산'이 차지한다. 이 긴사슬지방산을 연소시킬 때 비타민C와 함께 카르니틴이 반드시 필요하다.

'지방 연소 기관'은 세포 안에 많이 존재하는 미토콘드리아다. 지방세포에 저장된 긴사슬지방산은 지방세포 안에 있는 지방 분해 효소 '리파아제'에 의해 '지방산'과 '글리세린'으로 분해되어 혈액으로 나온다. 그리고 혈류를 타고 각 세포 속으로 들어간다. 그런데 세포 안으로 들어가기만 해서는 연소되지 않는다. 그 세포 안에 있는 연소 기관인 미토콘드리아 속까지 들어가야 비로소 연소될 수 있다.

긴사슬지방산이 미토콘드리아 속으로 들어가기 위해서는 비타민C와 카르니틴이 모두 필요하다. 어느 한쪽이라도 부족하면 긴사슬지방산은 '지방의 연소 기관'인 미토콘드리아 속으로 들어갈 수 없어 연소되지 못한다.

참고로 '긴 사슬' 이외에 '짧은 사슬'과 '중간사슬' 지방산은 비타민C와 카르니틴이 필요하지 않다. 이 두 가지 지방산은 비타민C나 카르니틴이 없어도 미토콘드리아 속으로 들어갈 수 있기 때문이다.

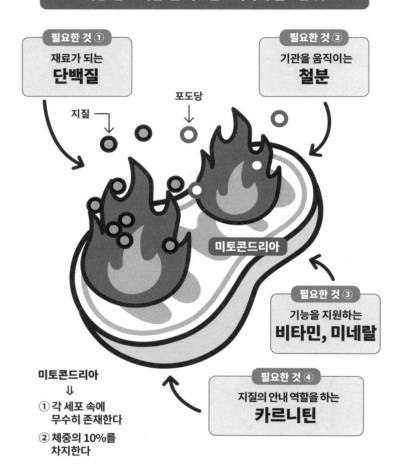

'지방 연소 기관'인 미토콘드리아에 필요한 것

필요한 것 ①
재료가 되는
단백질

필요한 것 ②
기관을 움직이는
철분

지질

포도당

미토콘드리아

필요한 것 ③
기능을 지원하는
비타민, 미네랄

필요한 것 ④
지질의 안내 역할을 하는
카르니틴

미토콘드리아
⇓
① 각 세포 속에
무수히 존재한다
② 체중의 10%를
차지한다

내장지방이 늘어나는 나쁜 식습관

'균형 잡힌' '일반' 식단이 위험하다고?

C H A P T E R 5

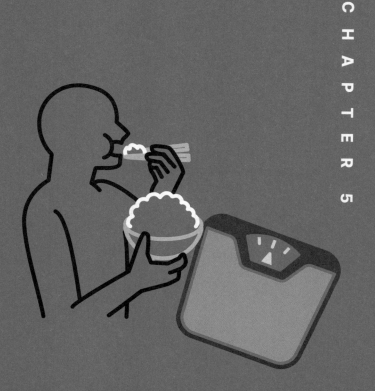

일반적인 다이어트는 내장지방을 증가시킨다

다이어트를 하겠다고 마음먹은 사람 중 다수는 이런 방법으로
시작할 것이다.

- 걷기를 비롯한 유산소 운동을 한다.
- 채소를 많이 먹는다.
- 두부나 낫토 등의 콩 제품을 먹는다.
- 육류나 달걀 섭취를 제한한다.
- 먹는 양과 횟수를 제한한다. 혹은 세 끼를 확실하게 먹는다.
- 칼로리를 제한한다.
- 균형 잡힌 식사를 한다.

10명 중 9명 이상이 떠올리는 '일반적인' 다이어트 방법은 위와 같다. 하지만 이러한 '일반적인' 다이어트에는 문제가 있다. 이 방법으로 다이어트를 하면 살이 빠지면서 체력이 떨어지거나, 오히려 살이 찐다. 당연히 내장지방도 계속 늘어난다. 잘못된 방향으로 열심히 나아갈수록 목표에서 멀어질 수밖에 없다. 남쪽으로 가고 싶은데 오히려 북쪽으로 가고 있는 꼴이다.

앞에서 언급한 '일반적인' 방법이 얼마나 '건강하지 못한' 결과가 되는지 하나씩 살펴보자.

일반 식사에 각설탕 50개, 식사량이 많으면 각설탕 100개

각각의 잘못된 방법을 알아보기 전에, 다이어트를 의식하지 않는 일반 식사에 숨어 있는 함정에 대해 알아보자.

우리의 식사에는 엄청난 양의 당질이 들어 간다. 많은 사람이 1일 3식을 하면서 끼니마다 쌀, 빵, 국수 등의 주식을 잘 챙겨 먹는다. 흔히 볼 수 있는 '아침, 점심, 저녁'의 식사 패턴과 당질량을 대략적으로 살펴보자. 참고로 각설탕 1개(3g)의 당질량은 3g이다.

일반 아침 식사의 당질량

주식이 토스트일 경우, 식빵 한 덩이를 6조각으로 잘랐을 때 1장에 들어 있는 당질량이 약 30g이므로 2장이면 60g이다.

아침에 과일이나 주스를 먹는 사람이 많은데, 당질 섭취량은 얼마나 될까? 사과 1개(250g)에 약 35g, 오렌지주스 1잔(200cc)에 약 20g, 간단한 에너지원으로 인기 있는 바나나 1개(100g)에 약 20g의 당질이 포함되어 있다(품종이나 크기에 따라 다름). 밥 한 공기(150g 기준)의 당질량은 약 55g이다.

일반 점심 식사의 당질량

낮에 면류를 먹는 직장인이 많을 텐데, 라면의 경우 한 그릇의 당질량은 약 60g이다. 물론 종류에 따라 실제 당질량에 다소 차이가 있겠지만 양이 상당하다는 것은 확실하다.

만약 '라면+볶음밥' 메뉴처럼 반찬 없이 주식만 두 가지인 '더블 주식' 세트를 선택하면 당질량은 배로 늘어난다. 만두 6개의 당질량은 25~40g이나 된다. 내가 고도비만에다가 지방간이 있던 시절에는 라면에 볶음밥이나 쌀밥, 만두를 자주 추가했다. 체지방이 점점 늘어날 수밖에 없는 식사 메뉴다. 카레라이스는 카레만 먹으면 당질량이 10~20g 정도지만 밥과 함께 먹으면 총 당질량이 80~90g이나 된다.

참고로 '샐러드도 함께 먹으니까 괜찮아!'라며 방심하는 경우가 많은데, 별로 의미가 없다. 혈당치 상승이 다소 느려지는 것은 분명하지만 흡수되는 당질의 양 자체는 거의 다르지 않기 때문이다. 결국 샐러드를 함께 먹어도 살은 찐다.

바쁜 날에는 점심을 빵으로 때우기도 한다. 예전에는 나도 자주 그랬고, 환자 중에도 그런 경우가 많다. 빵 1개에는 당질이 40g 이상 들어가는데, 빵에 따라 더 많이 들어가기도 한다. 예를 들어 단팥빵(미니 사이즈가 아닌 것)의 당질량은 60g이 넘고, 멜론빵의 당질량은 80g에 가깝다. 빵 반죽에 설탕을 배합한 것이므로 소량인데도 상당한 고당질이다.

햄버거 1개에는 당질량이 약 30g(작은 것), 더블 사이즈 1개에는 70g이 넘는다. 곁들여 먹는 감자튀김은 중간 사이즈의 당질량이 50g, 셰이크는 중간 사이즈의 당질량이 약 70g이다. 만약 더블 햄버거, 감자튀김, 셰이크 이렇게 세 가지를 세트로 먹으면 이 한 끼만으로도 당질량이 약 200g(각설탕 66개)이 된다. 패스트푸드의 무서운 점은 각설탕 66개나 되는 분량의 당질을 단시간 내에 간단히 먹어치울 수 있다는 것이다.

달콤한 디저트의 당질량

당질량을 살펴보면 푸딩 1개(100g)에 약 15g, 초콜릿(40g)은 약

20g이다. 총 중량의 절반은 당질이라고 생각하면 된다. 쇼트케이크의 당질량은 약 50g이다.

오후에 이런 식으로 당질을 섭취하면, '인슐린이 분비되지 않아 살이 빠질 수 있는' 귀중한 시간이 줄어든다. 당질량이 많은 간식을 먹는 것은 살이 빠질 틈이 없는, 즉 살찌는 시간을 늘리는 셈이 된다.

매 끼니 사이의 시간을 충분히 두지 않는 습관을 매일 계속하면 포만감과 공복감이 미친 듯이 반복된다는 것을 최근에 알게 되었다. '시간이 됐으니까 먹는 것'이 아니라 '배고파서 먹는' 습관이 중요하다.

일반 저녁 식사의 당질량

하루 식사 중 저녁 식사를 가장 푸짐하게 먹는 사람이 많다. 저녁에는 밥을 주식으로 하는 경우가 많은데 밥 한 공기의 양이 약 150g이고 이때의 당질량은 약 55g이다. 여기에 반찬과 조미료에 든 당질량이 더해지고 식후에 디저트까지 먹으면 당질량이 훨씬 더 올라간다. 결과적으로 한 끼에 당질량 100g 이상을 먹게 된다.

저녁 식사를 하면서 술을 곁들이는 경우, 정종은 1홉(180ml)의 당질량이 약 9g, 맥주 1캔(350ml)의 당질량이 약 10g, 매실주(100ml)의 당질량은 21.58g이다. 달콤한 칵테일류도 1잔에 약

10~20g의 당질이 들어 있다. 내가 예전에 자주 마시던 칵테일인 카시스오렌지는 1잔에 당질량이 28g이나 된다. 살이 찔 만했다.

이처럼 일반적인 식사로도 하루 섭취하는 당질량이 150g을 넘는데, 200~300g의 당질을 섭취하는 사람도 적지 않다. 1일 3식뿐만 아니라 달콤한 디저트까지 섭취할 경우 당질 섭취가 더욱 늘어난다.

지금까지 하루 동안 일반 식사를 했을 때 대략의 당질량을 알아보았다. 이제부터는 '상황별'로 당질 양을 살펴보자.

편의점에서 식품을 살 때

여기서는 방향을 살짝 바꿔서, 당질과 도파민의 관점에서 알아보자.

먼저 다음과 같은 광경을 상상해 보자. 당신은 지금 편의점 앞에 있다. 평소처럼 편의점에 들어가 보자. '뭔가 먹고 싶은데, 뭐가 좋을까'라며 특별한 목적 없이 편의점에 들르는 경우가 많다. 문이 열리고 편의점 안으로 들어서는 순간부터 각종 음료수, 감자칩, 새로 나온 과자, 빵 등으로 빽빽하게 진열된 모습이 눈에 들어온다.

'신제품!', '한정 판매!' 따위의 광고 문구와 함께 다양한 제품이 먹음직스럽게 전시되어 눈길을 끈다. 사람은 '늘 보아 오던' 것에는 주의가 끌리지 않지만 '뭔가 새로운' 것에는 관심을 갖기 마련이다.

편의점에 들어서는 순간 온갖 맛있는 것들이 눈에 들어오지만, 별로 의식하지 않는 척 가게 안을 돌아본다. 사실은 편의점에 들어선 직후 죽 늘어선 맛있는 것들을 본 순간부터 당신의 뇌에는 쾌락을 느끼게 하는 신경전달물질 '도파민'이 콸콸 분비되기 시작한다. 이쯤 되면 먹고 싶은 욕구에 대한 제동을 걸기가 힘들어지고, 그런 사실을 깨달았을 때는 이미 좋아하는 달콤한 간식과 빵을 몇 개씩 사고 있다. 그리고 집에 와서 그걸 한 입 베어 먹는 순간 '될 대로 돼라'는 심정이 발동하기 시작한다. '절제하고 참는' 상태에서 한 발짝 나아갔을 때 발생하는 현상이다.

아마 당신도 될 대로 돼라는 심정이 발동해 버린 경험이 많을 것이다. '한 입 먹은 거나 많이 먹은 거나 마찬가지니까 괜찮아'라고 생각하게 된다. '될 대로 돼라는 심정'에 대한 대책으로는, 깨닫는 순간 멈추면 '상처가 깊지 않은 상태에서 끝난다'는 사실을 명심하는 것이다. 달콤한 디저트를 한입 베어 먹고 마는 것과 통째로 두세 개 먹는 것은 완전히 다르다. '그래, 아직 늦지 않았어'라고 생각을 바꿔 보자.

외식, 포장 주문, 배달로 먹을 때?

팬데믹 이후 음식을 먹는 방법에 대한 선택지가 늘어나 포장 주문을 하는 경우가 많아지더니 이제는 완전히 정착했다. 포장 주문을 할 경우에는 밥의 양에 주의한다. 덮밥의 경우 큰 용기의 절반에 밥이 담겨 있어 일반 밥그릇에 담아 먹을 때보다 양이 훨씬 많아지는 경우가 대부분이다.

판매자 입장에서는 밥이나 빵, 파스타는 상대적으로 비용이 저렴해 가능한 한 주식을 많이 담고, 한두 개의 반찬을 살짝 곁들여 담는다. 결과적으로 한 끼의 식사량에서 당질이 상당 부분을 차지하게 된다.

그 대책으로 포장 주문을 할 때 반찬만 구입하거나 밥 양을 줄여 달라고 하거나 밥을 제외하는 등의 방법을 취하면 된다. 편의점에서는 샐러드용 닭가슴살이나 햄, 삶은 달걀 등 단백질 위주의 품목을 선택하면 당질을 조금이라도 적게 섭취할 수 있다. 고품질은 아니지만 최근에는 액상 프로테인도 판매되고 있다.

점심에 당질 제한 식사를 하고 싶다면 '점심을 먹지 않는' 것도 대책이 될 수 있다. 당질 제한식을 계속하면 혈당치에 큰 변화가 없어 공복감이 없어지고, 자연스럽게 1일 1~2식을 하게 되는 경우가 많아진다. 나도 기본적으로는 1일 1~2식을 한다. 이제 3식을 하는 일은 드물다.

배달 음식도 팬데믹으로 인해 새롭게 정착한 식습관 중 하나다. 배달이라고 하면 피자가 먼저 떠오르는데, M사이즈 한 판의 당질량은 90~150g이나 되므로 주의한다. 최근에는 홈쇼핑이나 인터넷으로 주문할 수 있는 냉동 피자에 저당질 타입도 등장해서 피자를 좋아하는 사람은 저당질 타입을 구입하는 것도 하나의 방법이다.

다소 고급스러운 이미지인 초밥은 어떨까? 초밥 1개의 당질은 약 8g이다. 10개를 먹으면 당질량이 80g이 된다. 최근에는 초밥의 밥 양을 줄이거나, 채소로 대체하는 등 당질을 제한할 수 있는 선택지를 마련한 가게도 있다. 배달주문을 할 때 이런 곳을 찾아 선택해 보자. 다만, 당질이 적다고 해도 양껏 먹으면 결국 섭취하는 당질량이 많아진다. 과식하지 않도록 주의한다.

2020년 코로나 비상사태가 선포되었을 때 슈퍼마켓과 편의점에서 식료품을 사재기하는 소동이 있었다. 이때 컵라면과 밥 계열의 레토르트 식품, 빵류 등의 고당질 식품이 매진되었다. 반면에 견과류나 치즈 등 당질이 적은 상품은 매진되지 않았다. '음식=당질'이라는 생각이 얼마나 깊이 뿌리박혀 있는지 알 수 있는 모습이었다.

나는 비축할 식품으로 당연히 당질 제한 식품을 추천한다. 유청 단백질이나, 상온 보존이 가능한 건어물 혹은 육포와 같은 말린 간식, 고등어 통조림처럼 별다른 조리가 필요 없는 것이 좋다. 밤에 갑자기 배가 고파 무심코 먹게 되는 컵라면, 빵, 감자칩 등은 몸에 문제가 되겠지만, 말린 건어물이나 육포 등의 식품이라면 내장지방을 별로 늘리지 않기 때문에 추천한다.

정리하면 집에서는 다음과 같은 방법으로 식사를 하자.

① 가공식품의 경우 당질 함량이 낮은 것을 선택한다.

② 밥이나 면 등 당질 함량이 높은 주식은 대체할 수 있는 식품을 찾는다.

③ 가능한 한 주식은 빼고 '반찬'만 먹기를 습관화한다.

이러한 선택과 고민을 계속하는 것이 확실히 내장지방을 줄이는 방법으로 연결된다.

칼로리를 제한한다?

다이어트를 의식하지 않을 때의 '평범한' 식사에 내장지방을 증가시키는 함정이 숨겨져 있다는 것을 앞의 내용을 통해 이해했으리라 생각한다. 그러면 이제 '살을 빼야겠어!'라고 생각했을 때,

많은 사람이 쉽게 접근하는 '일반적인' 다이어트법에 숨어 있는 함정을 살펴보자.

다이어트를 시작할 때 가장 먼저 떠올리는 것이 '칼로리 제한'이다. 하지만 칼로리 제한이나 에너지 제한 상태를 지속하면 영양부족으로 인해 신진대사 저하가 더욱 가속화된다. 게다가 다이어트를 위해 가장 쉽게 달리기를 선택하지만, 이런 몸 상태로 달리기를 하면 신진대사가 더욱 저하된다. 당연한 말이지만 운동을 하려면 에너지가 필요하다.

1일 3식을 하면서 끼니마다 당질인 탄수화물을 주식으로 하는 사람은 몸에 당이 넘친다. 운동할 때는 먼저 당이 사용된다. 당이 거의 사용된 다음에 비로소 체지방이 연소되기 시작하는 것이 일반적이다.

일상에서 당을 과잉 섭취하면, 이를 대사하기 위해 비타민과 미네랄이 다량 소비되므로 당연히 체내에 비타민과 미네랄이 부족해진다. 체지방을 태우기 위해서도 비타민과 미네랄이 반드시 필요하다. 그런데 이런 상태에서 운동을 계속하면 어떻게 될까?

비타민과 미네랄 부족으로 체지방(지질)을 연소시킬 수 없으면, 우리 몸은 그다음으로 연소 가능한 에너지원인 단백질을 대상으로 삼게 된다. 근육을 소모시켜 에너지를 얻으려고 하는 것이다. 이런 몸의 기능을 '당신생'이라고 한다. 즉, 몸에 체지방이 남아 있는 상태에서 오로지 근육만 계속 줄어드는 끔찍한 일이 발생한다.

'먹고 자면서 살이 빠지는' 이상적인 당신생 사이클을 일으키는 방법

당질 식단을 제한하고 단백질을 충분히 섭취해도 당신생은 발생한다. 예를 들어 저녁에 주식으로 당질을 섭취하지 않고 스테이크 500g만 먹은 경우, 다음 날 아침에 체중이 감소하는 경우가 흔히 있다. 이것은 자고 있는 동안 당신생으로 에너지를 사용하기 때문에 일어나는 현상이다. 스테이크 속 단백질이 당신생 작용으로 에너지(당)가 되는데, 당신생으로 사용되는 에너지 소모가 더 크기 때문에 체내 지방이 연소되어 결과적으로 살이 빠지는 것이다.

이처럼 당질을 절제하면 이상적인 당신생이 일어나 에너지 소비량이 증가하므로(신진대사가 올라가서) 체지방을 줄일 수 있다. 다만, 당신생을 '장점'으로 만들려면 '단백질이 부족하지 않다'는 대전제가 있어야 한다.

이와 반대로 마른 사람의 경우 당신생을 일으키면 같은 이유로 살이 더 빠지게 된다. 마른 유형의 '당질 제한 실패 사례'의 대부분은 '당신생으로 에너지를 소비해 버려, 살이 더 빠지게 되는' 패턴이다. 이 경우는 당신생을 일으키지 않도록 지질을 제대로 섭취하는 것이 중요하다. 당질도 최소한으로 섭취하는 것은 괜찮다.

이처럼 에너지 제한, 칼로리 제한은 다이어트가 되기는커녕 건강을 해칠 정도로 유해하다. 칼로리 다이어트가 얼마나 비과학적인지에 대해서는 6장에서 설명하겠다.

채소를 많이 섭취한다?

'다이어트를 하자!'라고 생각했을 때 칼로리 제한 못지않게 많은 사람이 '채소를 많이 먹어야겠어!'라고 생각한다. 하지만 유감스럽게도 채소 위주의 식사를 해도 효과적으로 지방을 제거하지는 못한다. 체중이 다소 줄 수는 있지만, 대부분 생각만큼 효과가 나타나지 않는다. 게다가 내장지방도 줄어들지 않는다.

채소가 많이 포함된 식사를 하는데 왜 살이 빠지지 않는 걸까? 이는 채소의 성분을 생각해 보면 알 수 있다. 예를 들어 채소에는 많은 식이섬유가 들어 있다. 식이섬유에는 '수용성 식이섬유'와 '불용성 식이섬유'가 있는데, 이름으로 짐작할 수 있듯이 물에 녹는 것이 수용성, 물에 녹지 않는 것이 불용성이다.

수용성 식이섬유는 수분을 보유하는 성질이 강하며, 체내에서 끈적한 상태로 변하여 위장 내부를 천천히 이동하기 때문에 다른 영양소의 소화 흡수를 방해해서 지연시키는 성질이 있다. 일부 유해 물질에 달라붙어 몸 밖으로 배출되는 효과도 있다.

불용성 식이섬유는 물에 녹지 않기 때문에 장을 자극해서 장의 운동을 활발하게 한다. 따라서 변비에 효과가 있다. 이런 긍정적인 측면도 있지만, 변비가 심한 경우 오히려 물에 녹지 않는 섬유가 장에 있으면 장내에서 부피가 늘어나 장이 막히는 '장폐색'을 유발할 수 있어 권하지 않는다. 불용성 식이섬유는 변비를 개선하기도 하지만 오히려 변비를 심화시킬 위험도 있는 것이다.

수용성 및 불용성 식이섬유 모두 기본적으로 인체에 소화 흡수되지 않는다. 식이섬유는 장 내부에서 여러 가지 기능을 하지만, 인간이 가진 소화 효소로는 소화할 수 없어 장에서 흡수되지 않는다. 대사에 직접적인 영향을 미치지는 않으며, 변비가 해소된 만큼 체중이 줄어들 뿐이다.

식이섬유로 인해 간접적으로 장내 환경이 좋아져서, 장의 염증을 해소시키면 인슐린 효과가 증가하므로(인슐린 저항성이 저하되어) 체중이 감소하는 효과가 나타날 수 있다. 전체적인 건강 면에서는 긍정적이다. 하지만 간접적인 영향에 불과하므로 그로 인한 체중 감소는 제한적일 수밖에 없다.

앞에서 식이섬유가 "기본적으로 인체에서 소화 흡수되지 않는다"라고 한 것은 예외적인 사람이 있기 때문이다. 녹즙만 먹고 그 외 다른 음식을 전혀 섭취하지 않은 채 사는 사람도 있다. 이런 경우에는 초식 동물처럼 장 속의 균이 식이섬유를 분해하는데, 일반적인 사람과는 전혀 다른 장내 세균이 있는 것으로 짐작된다. 이들의 경우 식이섬유를 직접적으로 소화 흡수하지 않지만, 장내 세균을 통해 '간접적으로' 소화 흡수한다고 생각할 수 있다.

장내 세균은 식이섬유를 분해하여 '짧은사슬지방산'도 만드는데, 이것이 대장의 에너지원이 된다. 지방산 중 특히 사슬 길이가 짧은 것(정확히는 탄소수가 6개 이하인 것)을 짧은사슬지방산이라고 하는데, 대장은 이 짧은사슬지방산을 주 에너지원으로 사용한다.

'채소로 살을 빼는 방법'의 심각한 폐해

물론 어떤 일이든 예외는 있다. '채소를 많이 섭취하자!'고 생각하고 '당질 끊기+완전 채식주의자(비건)'가 되어 철저하게 실행한다면 당연히 살이 빠진다. 채소 섭취로 일단 배가 부르면 다른 것을 많이 먹지 못하기 때문이다. 그런 경우 당분간은 건강 상태가 괜찮겠지만 장기간 계속한다면 큰 문제가 발생할 수 있다.

채소만 섭취하면 영양분이 결핍되기 때문이다. 채소 위주로 식사를 하는 것도, 채소로 배가 불러진 만큼 단백질을 충분히 섭취하지 못해 영양소 부족이 나타나는 경우가 상당히 많다. 단백질을 식물성으로 섭취한다고 해도, 식물성 단백질은 소화 흡수율이 낮으므로 충분하지 못하다.

장기간에 걸쳐 이런 식으로 식사하면 결국 단백질이 결핍되어 근육이 줄어들고 마침내 건강하지 못한 상태가 된다. 이후 제대로 된 고단백식으로 바꾸게 되더라도 영양 상태가 개선되기까지 약 3~5년이 걸리기도 한다.

단백질이 현저하게 부족한 사람 중에는 자신의 몸에 대한 생각, 즉 '신체 이미지'가 무너져 있는 경우도 많다. 매우 마른 상태임에도 '아직 뚱뚱해'라고 생각하는 경우다. 이 또한 단백질 부족에 대한 개선을 방해하는 요인이다. 엄청나게 말라서 걷는 것조차 마음대로 되지 않는 상태가 되어서야 비로소 '어, 뭔가 이상한데?'라고 깨닫기도 한다. 이런 환자를 실제로 몇 명이나 진찰했지만, 소화 능력이 저하된 상태인 데다 신체이형장애(실제로는 외모에 별 문제가 없는데도 심각한 결점이 있다고 여기는 강박장애의 일종)로 인해 고단백식을 제대로 할 수 없어 개선하는 데 상당한 시간과 노력이 필요했다. 장기간의 '당질 끊기+완전 채식주의(비건)'는 심각한 단백질 결핍으로 이어진다는 점에서 위험하다.

생선이나 콩 위주로 식사한다?

"육류는 살찌니까 주로 생선을 먹어요." 이런 유형도 채식 다이어트처럼 상당한 함정을 가지고 있다.

생선은 양질의 단백질이지만 한 끼로 섭취할 수 있는 단백질량이 적다는 단점이 있다. 전갱이 1마리의 단백질량은 약 18g, 연어 1도막(80g)의 단백질량은 약 13g이다. 반면 닭다리살 1점의 단백질량은 약 48g, 소고기 스테이크(200g)의 단백질량은 약 28g이다. 육류 단백질을 섭취하기 위해 한 끼에 전갱이 2마리, 혹은 연어 2도막을 먹는 것은 상당히 어렵고 질리기도 할 것이다. 따라서 생선을 주요리로 먹는다면 단백질 결핍이 일어나기 쉽다. 물론 육류만 먹기가 물리거나 외식할 때 즐기는 정도라면 문제없다.

두부, 낫토 등의 콩 제품은 우리에게 매우 친숙하지만 콩은 식물성 단백질이다. 식물성 단백질은 동물성 단백질에 비해 소화율과 흡수율이 낮다. 동물성 단백질과 같은 효과를 얻기 위해서는 동물성 단백질보다 많은 양을 섭취해야 한다. 그래서 육류를 매일 빠뜨리지 않고 500g씩 챙겨 먹는다든가, 프로테인 보충제나 아미노산 보충제를 거르지 않고 먹는 경우가 아니라면 모두 단백질이 부족한 상태다. 단백질 부족을 해소하기 위해 식생활을 바꿔도 바로잡히기까지 몇 년이 걸린다. 의료기관에서도 단백질 결핍이 심각한 상태가 아니면 굳이 지적하지 않는다.

단백질은 아미노산이 50개 이상 결합된 물질이다. 그런데 식물성 단백질은 아미노산의 비율이 동물성 단백질과 매우 다르다. 동물성 단백질에는 살아가는 데 필요한 필수아미노산이 풍부하게 들어 있으며, 그중 근육 형성의 스위치 역할을 하는 류신leucine이라는 아미노산이 많이 함유되어 있다. 대두에 들어 있는 피틴산은 각종 미네랄의 흡수를 억제하는 단점이 있다. 따라서 콩만 먹어서는 단백질을 충분히 섭취하기 어렵고 미네랄이 결핍될 우려도 있다. 역시 단백질은 동물성 단백질로 필요한 양만큼 섭취해야 한다.

두부를 비롯한 발효하지 않은 콩 제품은 다음과 같은 영향도 있으므로 참고하기 바란다.

- 콩에 많이 함유된 단백질 중 하나인 이소플라본은 여성호르몬인 에스트로겐과 같은 작용을 하기 때문에(식물성 에스트로겐이라고도 함), 남성과 여성의 생식 기능에 영향을 준다.
- 갑상선 호르몬제의 흡수를 억제하기 때문에, 갑상선 기능 저하증으로 갑상선 호르몬제를 복용 중인 경우에는 체내의 갑상선 호르몬이 감소한다(참고: https://www.nagasaki-clinic.com/topics/2019/210/).
- 요오드 결핍 상태에서 갑상선 페록시다아제(Peroxidase, 과산화효소)의 활성을 억제한다(참고: https://www.fsc.go.jp/iken-bosyu/pc_daizuisofurabon170428.pdf).

● 콩에 함유된 피틴산이 철분, 칼슘, 마그네슘, 아연 등의 미네
랄 흡수를 억제한다.

이런 영향이 우려되는 사람은 발효 과정에서 피틴산이 손실되
는 낫토나 된장 등의 콩 제품을 선택하는 것이 좋다. 특히 낫토는
몸에 좋은 다양한 영향을 미친다.

육류와 달걀 섭취를 제한하면

'육류는 아무래도 기름기가 많고 살쪄'라는 잘못된 인식으로
육류와 달걀 섭취를 제한하면서 프로테인 분말이나 아미노산 제
품 등의 보충제도 섭취하지 않는다면 당연히 단백질이 부족한 상
태가 된다.

식품 중에서 단백질을 가장 많이 함유하고 있으며 소화 흡수가
효율적인 식품은 육류와 달걀이다. 생선은 앞서 말한 대로 단백질
의 성질로서는 좋지만 상당한 양을 섭취할 수 없으므로 단백질이
결핍되기 쉽다. 단백질을 음식으로 섭취하는 경우에는 육류와 달
걀을 중심으로 생각하는 편이 효율적이다. 단백질과 아미노산 면
에서 영양가를 산출하는 '프로테인 스코어'와 '아미노산 스코어'
에서도 육류와 달걀은 높은 점수를 받는다.

먹는 양과 횟수를 제한한다?

1일 식사 횟수를 줄이는 것도 흔히 생각하는 다이어트 방법이지만, 식단 조절이 병행되지 않는다면 실제로는 실패할 가능성이 많은 방법이다. 실패의 주요 원인은 두 가지다.

실패 원인 1. 공복 상태가 길어지면 소화 흡수율이 올라간다

공복 후에 영양분을 많이 섭취하면 소화율과 흡수율이 올라간다. 즉 식사와 식사 사이의 시간 간격을 길게 두면 같은 음식을 먹어도 평소보다 더 많이 흡수된다. 따라서 오랜 공복 후 당질이 많은 음식을 섭취하게 되면 당질 흡수가 잘 되고 인슐린이 대량으로 분비되기 때문에 결과적으로 살이 빠지기는커녕 오히려 살이 더 찔 수 있다.

실패 원인 2. 과식한다

빨리 먹거나, 많이 먹는 유형이라면 횟수를 제한했을 때 한 끼 식사에서 과식하는 경향이 있다. 공복감이 심해져서 평소보다 빨리, 그리고 많이 먹기 때문이다. 결과적으로 살이 빠지는 것이 아니라 오히려 살이 찐다.

식사 횟수를 줄일 경우, 공복 후의 식사시 당질을 확실하게 제한해야 한다. 과식하지 않을 요령도 찾아야 한다. 단백질 섭취량이 부족하지 않도록 식단을 구성하고, 단백질이 충분한 경우라면 포만감을 쉽게 느낄 수 있는 수프(국) 종류나 식이섬유가 풍부한 식품을 더하는 것이 효과적이다.

하루 세끼 꼬박 먹는다?

당뇨병이나 비만인 사람이 영양 지도를 받을 때 자주 듣는 말이 있다.

"균형 있게 드세요."

"세 끼를 확실하게 드세요."

식사 횟수를 줄이면 소화 흡수량이 증가하고 과식하기 쉽다. 하지만 1일 3식이 모두에게 좋다고 할 수는 없다. 과식하지 않으면 살이 찌는 일도 없기 때문이다.

살찌지 않는 조합으로 섭취하면서 공복감을 억제할 방법은 얼마든지 있다. 반대로 식사와 식사 사이의 간격을 적절하게 두면 비만 관련 호르몬이 정상화될 수도 있다. 그에 따라 오히려 군것질과 폭식이 줄거나 공복감이 줄어들 수도 있다. 자신에게 맞는 식사 간격과 횟수를 찾는 것이 중요하다.

1일 1식이면 되는 사람이 있고, 1일 2식이 맞는 사람이 있다. 1일 6회 나눠서 먹는 것이 몸에 맞다는 사람도 있다. 여러 가지 방법을 시도해 보고, 식사 간격과 횟수를 어떻게 해야 체중 감소 효과가 나타나는지, 계속 유지할 수 있는지를 검증하면서 자신에게 맞는 방법을 찾아보자.

'균형 잡힌' 식사를 한다?

'균형 잡힌 식사'라는 것은 일상에서 굉장히 자주 보고 듣는 말이다. 하지만 무엇에 대해 균형을 맞춰야 하는지를 생각하는 것이 매우 중요하다. 보통 권장하는 식사 지침은 '1일 에너지는 탄수화물 60%, 지질 20%, 단백질 20%로 균형을 잡읍시다'이지만 실제로는 전혀 균형 잡힌 것이 아니다. 이것은 단지 '일반적인 식습관'에 기초한 균형일 뿐, 놀랍게도 인간의 몸에 대한 과학적인 근거는 전혀 없다. '건강에 좋은 균형'이라는 과학적인 근거가 없다는 뜻이다. 이에 충실한 보통 사람들은 내장지방이 증가하여 대사증후군이 되고 당뇨병에 걸리고 암에 걸린다.

무엇에 대해 균형을 잡으면 건강해질 수 있을까? '내 몸이 필요로 하는 영양소'에 대한 균형이다. '내 몸이 필요로 하는 영양소'

의 정확한 양은 이 세상 누구도 알 수 없다. 과학적인 근거가 없기 때문이다. 유일하게 아는 것은 '탄수화물(=당질+식이섬유)을 섭취하지 않아도 죽지 않는다'는 것뿐이다. 당신에게 필요한 '단백질의 양'이나 '지질의 양'을 정확하게 산출하기 위한 과학적 근거가 제대로 확립된 방법은 아무것도 없으며, 현대의 과학에서도 영양에 관해서는 아직 모르는 것이 너무 많다.

하지만 '모르겠다'라고만 해서 될 것이 아니라 '어떻게 하면 될까?'라고 생각해야 한다. 이와 관련해서 식사(단백지질식) 부분에서 자세히 알아보자.

당질이 적은 술은 마셔도 된다?

'당질이 적은 술은 마셔도 되잖아'라고 생각하는 사람이 상당히 많다. 물론, 소주나 위스키 등은 당질이 적으므로 마신다고 해서 인슐린이 엄청나게 분비되지는 않는다. 중요한 것은 술을 마시면 지방 분해가 멈춘다는 사실이다.

술을 마시면 우리 간은 알코올부터 분해하기 시작한다. 그 사이 지방 분해는 휴식 상태가 된다. 말하자면 인슐린뿐만 아니라 알코올 때문에 '살이 빠지는 시간'이 줄어드는 셈이다.

알코올을 섭취하면 당신생도 정지되기 때문에 혈당이 떨어지기 쉽다. 게다가 알코올이 중추신경계를 마비시켜 뇌는 포만감을 느끼지 못하게 된다. 그래서 술에 취하면 배고픈 느낌이 강해진다. 결과적으로 라면이나 달콤한 디저트 같은 당질을 폭식하기 쉽다. 음주가 습관이 되어 버려 살이 빠지지 않는다고 생각한다면 일단 술부터 끊어야 한다.

지금까지 설명한 내용으로 다이어트에 대한 '보통'의 생각이 얼마나 오류투성이인지 알게 되었을 것이다. 그중 가장 심각한 오류가 칼로리 제한이다.

보통 사람이 칼로리 제한 식사를 하면, 균형 잡힌 식사라고 알고 있는 '탄수화물 60% + 지질 20% + 단백질 20%'라는 비율을 유지하면서 전체적인 양을 줄인다. 이 '균형 잡힌 식사'라는 것은 당질 과잉에다 단백질 부족을 가속시켜 건강을 해치게 된다.

칼로리에만 너무 매여 있으면 결국 내장지방을 줄이고 건강해지기가 어려워진다. 다음 장에서는 칼로리 계산이 얼마나 비과학적인지, 칼로리를 대체할 영양 균형 지표로 무엇이 적절한지 살펴보자.

내장지방 늘리는 나쁜 습관

당질 과다 섭취
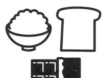

칼로리 제한

채소(특히 뿌리채소) 듬뿍
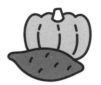

생선이나 콩 중심

육류와 달걀 제한

식사량 줄이기
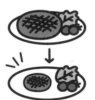

1일 3식 지키기

나라에서 추천하는 균형 잡힌 식사
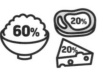

알코올 섭취

칼로리에 매이면
살이 빠지지 않는다

시대에 뒤떨어진 칼로리표 대신
'PFC 양'으로!

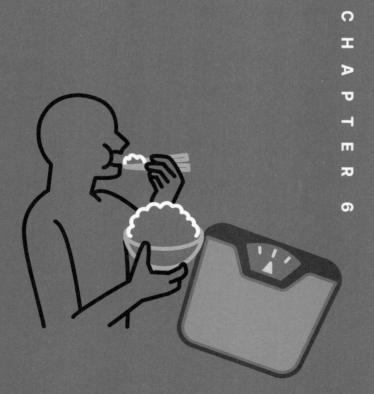

'칼로리'에 대한 과학적 근거는 없다

5장에서 내장지방을 줄이기는커녕 오히려 늘릴 수 있는 잘못된 다이어트법과 식사법에 대해 설명했다. 그중 가장 심각한 오류가 '칼로리 제한'이다.

'지방을 먹어도 살이 찌지 않는다'는 것을 계속 언급해 왔다. 이 사실만으로도 칼로리가 얼마나 비과학적이고 믿을 수 없는 것인지 잘 알 수 있다. 그런데 칼로리 이론이 여전히 뿌리 깊은 신뢰를 받으며 위세를 떨치고 있다. 영양사나 다이어트를 지도하는 직업의 종사자, 의료 현장에서조차 아직도 칼로리에 집착한다.

하지만 인간의 신진대사에서 칼로리에 대한 과학적 근거는 전혀 없다. 하버드대학교 의과대학의 파티마 스탠포드 교수도 2020년 10월에 칼로리 계산을 중단해야 한다고 재차 주장했다 (참고: https://www.health.harvard.edu/staying-healthy/stop-counting-calories).

먼저 결론부터 내려 보자. 다음과 같이 생각을 바꾸면 우리 몸의 '신진대사'에 자연스럽게 따르게 된다.

기존: 칼로리 → 변경: 에너지

기존: 식품 등의 칼로리 표시 → 변경: PFC 양 표시

이 PFC라는 것은 P=단백질, F=지질, C=탄수화물(사실은 당질)을 말한다. 칼로리와 함께 PFC 양에 대해서도 알아보자. 이 두 가지의 '사고 전환'이 우리 인간의 몸에 더 맞는 표현이다.

음식에 불을 붙여 수치를 결정하는 '칼로리' 개념

'칼로리'는 누구나 알고 있는 말이지만, 상당한 오류가 있는 개념이다. 아직도 칼로리로 식품을 설명하는 전문가가 있다면 시대에 한참 뒤떨어진 사람이므로 거리를 좀 두는 편이 낫다.

칼로리 수치는 어떻게 결정했을까? 간단히 말하면 칼로리란 '불을 붙여 태웠을 때 물을 얼마나 데우는지 측정'한 것이다. 칼로

리의 정의는 '물 1g의 온도를 표준 대기압에서 1도 올리는 데 필요한 열량'이다. 구체적으로는 '봄 칼로리미터bomb calorimeter'라는 단열된 상자에 산소를 충전시킨 상태에서 건조시킨 식품을 넣고 태운 다음 용기의 온도 상승으로 칼로리 수치를 결정한다. 이 아이디어는 1883년에 루브너라는 화학자가 고안한 것으로, 그 후 다양하게 수정되었지만 기본적인 부분은 그대로 사용되고 있다. 무려 130년이 지난 일이다.

자, 잠시 생각해 보자. 우리가 먹은 음식을 몸속에서는 불로 태우는 것일까? 물론 답은 'No'이다. 인류 역사상 섭취한 음식물을 몸속에서 불을 붙여 에너지를 추출한 사람은 한 사람도 없다. 우리 몸속에서는 '효소'에 의해 소화와 대사가 이루어진다. 같은 사물에서 에너지를 추출한다고 해도 불을 붙인 경우와 효소를 이용해서 대사하는 경우의 그 양은 전혀 다르다.

'섭취 칼로리'보다 '소비 칼로리'가 많으면 살이 빠질까?

칼로리를 기본으로 한 다이어트법에서 흔히 말하는 '섭취 칼로리보다 소비 칼로리가 많으면 살이 빠진다'라는 이론은 얼핏 당연하게 들린다. 소비량이 섭취량을 초과하면 살이 빠진다는 말은 그럴 듯하게 들린다. 그런데 여기에 칼로리라는 말이 들어가면 큰 착오가 발생한다. 인체의 신진대사를 전혀 반영하지 않았기 때문이다.

먼저, 섭취 칼로리를 살펴보자. 섭취 칼로리는 섭취하기 전에 그 음식을 불로 태웠을 때 나오는 수치다. 사람의 몸 상태나 체질 등은 완전히 무시된 채, 먹기 전의 음식에 대해서만 이미 결정되어 있는 고정 수치다. 먼저 이 부분이 틀렸다. 섭취한 음식이 어느 정도의 에너지가 되는지는 섭취한 후에 체내에서 일어나는 여러 가지 반응에 따라 다르기 때문이다.

'에너지량이 변한다고?'라고 생각할 수도 있다. 하지만 같은 것을 먹어도 살이 찔 때가 있고 변함이 없을 때가 있고 살이 빠질 때가 있다. 칼로리 이론에서는 '같은 것을 먹으면 같은 에너지량이 된다'라고 보는데, 여기서부터 틀렸다. 같은 것을 먹더라도 생성되는 에너지량은 다르다. 에너지가 부족한 상태라면 평소보다 흡수가 잘되고, 조금 전에 식사해서 에너지가 남아돌 때는 흡수가 덜 된다. 철분, 마그네슘 등의 미네랄과 비타민이 부족하면 에너지 대사가 원활하지 못하므로 생성되는 에너지량이 줄어든다.

이처럼 같은 것을 섭취해도 거기서 추출되는 에너지량은 때에 따라 변하기 때문에 열심히 칼로리 계산을 한들 그 수치는 전혀 의미가 없다. '식사하기 전의 수치'는 소화 흡수나 몸 상태에 따라 좌우되기 때문에 '실제 생성되는 에너지량'과 큰 차이가 있다.

따라서 섭취 열량이 소비 열량보다 적다는 말은 최초의 섭취 열량을 계산하는 시점에서 이미 오류다.

조리 방법에 따라 달라진다

고정 수치인 '섭취 칼로리'가 실제와 어긋나는 이유는 또 있다. 조리 방법에 따라 음식의 흡수율이 달라지기 때문이다. 익히지 않은 상태보다 삶거나 굽거나 간단하게 조리하는 것만으로도 체내 흡수율이 크게 상승한다. 같은 칼로리의 음식을 먹는다고 해서 항상 같은 에너지가 만들어지는 것이 아니다.

같은 칼로리라도 흡수율은 다르다

고정된 수치의 '섭취 칼로리'가 실제와 달라지는 이유를 하나 더 살펴보자. 섭취한 음식에서 '생성되는 에너지량'은 에너지 소비 상태에 따라서도 변한다. 다음과 같은 경우를 상상하면 바로 이해할 수 있다.

하루 동안 아무것도 하지 않고 뒹굴거나 대부분 앉아 있기만 한다면 에너지 소비가 적고 영양분의 흡수도 줄어든다. 반면에 격렬하게 운동해서 에너지를 많이 소비했거나 장시간 식사를 하지 않다가 음식을 먹으면 흡수율이 올라간다. 같은 칼로리를 섭취하더라도 흡수되는 비율은 우리의 몸 상태에 따라 달라진다. '섭취 칼로리'가 고정 수치라고 해도 실제로 생성되는 에너지량은 변한다.

장내 세균에 의한 '발효'도 무시하는 칼로리 이론

장 내부에서 장내 세균이 '발효' 작용을 하고 있는데, 이 작용은 우리가 살아가는 데 있어 반드시 필요하다. 이는 섭취 칼로리가 실제와 차이가 나는 또 하나의 이유다.

예를 들어 대장은 장내 세균이 발효를 통해 만드는 '짧은사슬지방산'을 에너지원으로 삼는다. 대장 세포는 짧은사슬지방산 외에 당질이나 지질, 단백질 등에서 얻은 영양분을 사용할 수 없다. 따라서 대장 세포는 발효된 상태로 살아간다.

이외에도 장내 세균은 비타민B3(니아신), 비타민B6(피리독신), 비타민B7(비오틴), 비타민B9(엽산), 비타민K 등을 합성하는데, 우리 몸은 이러한 영양소를 흡수하여 몸의 기능을 유지해 나간다. 이처럼 상당히 중요한 장내 세균이 장 안에 무려 약 100조 개가 산다. 약 60조 개인 우리 몸의 세포 수보다 많은 수치다. 이처럼 많은 장내 세균이 변에 섞여서 배설된다. 대변 중 절반 이상의 무게를 장내 세균이 차지한다.

지금까지의 설명으로 이미 짐작했겠지만, 칼로리 이론은 장내 세균도 완전히 무시한다. 왜냐하면 칼로리 개념이 나왔을 당시에는 신진대사나 장내 세균에 대해서 몰랐기 때문이다. 같은 칼로리라고 해도 무엇을 먹었는지에 따라 장에서 일어나는 발효의 결과는 상당히 다르고, 얻을 수 있는 에너지량도 많이 다르다. 또 우리

장 속에 사는 장내 세균의 종류와 수에 따라서도 얻을 수 있는 에너지량에 차이가 난다. 이런 발효의 결과를 무시하고 발효되기 전의 음식을 기준으로 얼마나 연소되는지만 생각해서 수치화하는 칼로리 개념은 에너지량을 측정하는 지표가 될 수 없다. '음식으로 섭취한 칼로리'와 '장에서 흡수하는 에너지량'이 같지 않음을 안다면 이해할 것이다.

이처럼 음식으로 섭취한 것을 세균이 발효하는 데 사용하고, 발효를 통해 얻은 성분을 장에서 흡수한다. 섭취하기 전의 음식만으로 '섭취 에너지량'을 계산하는 칼로리 이론은 현실과 크게 어긋난다.

소비 칼로리도 상황에 따라 변한다!

지금까지 섭취 칼로리가 차이나는 이유에 대해 알아보았다. 이번에는 '소비 칼로리'의 차이에 대해 살펴보자. 칼로리 이론에서는 기본적으로 '소비 칼로리'도 같은 운동량일 경우에는 수치가 고정적이다. 하지만 이것도 상황에 따라 달라진다.

먹는 것을 줄이면 몸은 에너지 절약 모드가 된다. 그러면 같은 운동을 했더라도 에너지 소비량도 다르고 기초대사량도 다르다. 같은 사람인데도 소비 에너지가 달라질 수 있다. 근육량이 일정하고 체지방률이 일정해도 소비 에너지는 변한다.

소비 칼로리를 따지는 경우 '소비한 산소의 양과 발생한 이산화탄소의 양으로 소비 칼로리를 알 수 있다'고 설명한다. 이에 대해서는 설명이 길어지기 때문에 마지막 부분에서 별도로 알아보기로 하자.

같은 칼로리라고 해도 식품의 '질'에 따라 내장지방이 축적되는 방법이 달라진다

지금까지 설명했듯이 음식을 먹은 후에 체내에서 어떻게 대사되느냐에 따라 얻을 수 있는 에너지량이 크게 달라진다. 따라서 먹기 전의 상태에서 불을 붙였을 때 얼마나 타느냐를 기준으로 수치를 정해 놓은 칼로리 개념은 전혀 신뢰할 수 없다.

같은 100칼로리라고 해도 당질이 잔뜩 들어 있는 식품을 섭취하면 비만 호르몬인 인슐린이 많이 분비되므로 체지방이 증가한다. 인슐린이 있는 동안에는 체지방이 전혀 연소되지 않기 때문이다.

반대로 단백질이 풍부한 100칼로리의 저당질 식품을 섭취한 경우에는 인슐린이 적당히 분비되므로 체지방 연소가 잠깐만 멈춘다.

100칼로리의 순수 지질 식품을 섭취한 경우에는, 인슐린이 거의 분비되지 않고 식후에도 지방이 계속 연소된다.

이처럼 비록 칼로리 수치가 같다고 해도 식품의 질에 따라 신체 반응이 크게 달라진다. 반복하지만, '같은 칼로리라면 똑같이 살이 찌거나 마른다'라고 할 수 없다. '칼로리 이론'의 오류를 가장 이해하기 쉬운 것이 고단백식과 고지질식이다. 이 두 가지 식사법으로는 '칼로리를 늘려도 살이 빠지기' 때문이다. 이에 따라 '섭취 칼로리'가 '소비 칼로리'보다 적으면 살이 빠진다는 이론은 분명히 잘못된 것이다.

고단백식과 고지질식을 섭취할 때 살이 빠지는 이유는, 두 식사법으로는 비만 호르몬인 인슐린이 별로 분비되지 않으며, 인슐린 추가 분비(식후에 추가 분비되는 분량)가 없는 동안에는 지방이 계속 연소되기 때문이다. 살이 빠지거나, 빠지지 않는 것과 관련하여 가장 큰 영향을 주는 인자 중 하나가 인슐린이다.

지질이 잔뜩 들어 있는 높은 칼로리의 식사라 해도 인슐린이 나오지 않으면 살이 찌지 않는다. 같은 칼로리라 해도 당질을 메인으로 섭취하면 인슐린이 대량 분비되어 살이 찐다.

식이섬유도 칼로리가 있다고?

칼로리 이론에서 보이는 심각한 오류를 하나 더 확인해 보자.

그것은 식이섬유에도 '칼로리'를 설정하고 있는 점이다. 현대 영양학에서 식이섬유는 1g에 2kcal의 열량을 낸다고 설정되어 있다.

식이섬유는 인체에서 에너지가 되지 않는다. 더욱이 장을 통해 우리 몸 안으로 흡수되지도 않는다. 입으로 들어갔다가 그대로 나가는 '에너지 제로'의 존재다. 그런데 칼로리 이론에서는 '불을 붙이면 연소되기 때문에 칼로리가 있다'고 한다. 식이섬유의 칼로리는 식품의 영양 표시를 할 때도 의무화되어 있는데, '에너지가 제로'이지만 '칼로리는 제로가 아니다'라는 이상한 상황이 되어 버린다. 그 전형적인 예가 감미료인 '스테비아 stevia'다.

허브과 식물인 스테비아는 당류 제로의 감미료다. 외형이 하얀 스테비아와 갈색인 스테비아가 있는데, 갈색이 흰색보다 식이섬유가 많아서 칼로리가 더 많다고 표시된다. 때로는 갈색이 흰색보다 칼로리를 50% 줄였다고도 표시한다. 두 가지 모두 인체가 사용할 수 있는 에너지는 제로임에도, 갈색이 칼로리가 많다고 표시되어 있기 때문에 '갈색이 흰색보다 살찌기 쉽다'라는 인상을 준다. 칼로리의 무의미함, 큰 실수가 여실히 드러난 사례 중 하나다.

'칼로리=에너지'가 맞을까?

칼로리는 우리에게 익숙한 용어인데 '에너지'라는 의미로 사용하기도 한다. 보통 칼로리를 언급할 때 다음과 같은 의미를 담아서 말한다.

- 칼로리는 불로 태워서 얻게 되는 에너지의 수치다.
- 먹기 전의 재료를 기준으로 하며, 인간이 그것을 먹어서 만들어 내는 에너지량과 같다고 생각한다.
- 3대 영양소의 칼로리가 교환 가능하다고 생각한다.
- 식이섬유도 에너지를 만들어 낸다고 생각한다.

칼로리 이론에 이 정도의 '착오적인 사고'가 포함된다. 칼로리에 대해 언급하는 순간, 어떤 말을 하든 '큰 착오'가 발생하므로 믿을 수 없는 말이 된다. 앞으로는 칼로리가 아니라 에너지로 바꿔 말해 보자.

음식의 영양분은 PFC 양으로 체크

음식에서 영양분을 생각할 경우 무엇을 확인하면 될까? 그것은 칼로리가 아니라 'PFC 양'이다. PFC란 3대 영양소로 P=Protein(단백질), F=Fat(지질), C=Carbohydrate(탄수화물)를 말한다.

본래 식이섬유는 체내에서 소화 흡수되지 않아서 신진대사에 영향을 주지 않기 때문에, 탄수화물이 아니라 '당질' 수치(탄수화물에서 식이섬유를 뺀 값)라고 표현하는 것이 정확하다. 그런데 영어권에서는 '당질'에 대한 정확한 단어가 없어서 아직까지 '탄수화물'이라고 표현하고 있다.

칼로리가 어쩌고 하는 전문가가 있다면 바로 그 순간부터 그의 말을 무시해도 좋다. 영양의 '기초 중에서도 기초'를 모른다고 스스로 공언하는 것이나 마찬가지이기 때문이다.

내장지방 줄지 않는 운동, 줄어드는 운동

하면 할수록 '지방이 늘어나는
체질'이 되는 운동은?

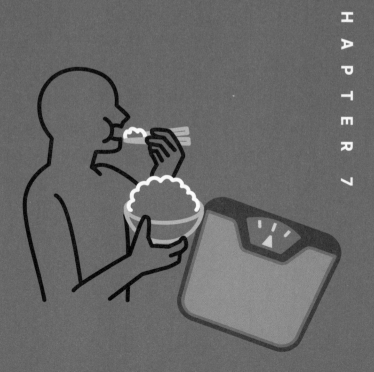

운동으로 지방을 줄일 수 있을까?

건강 진단 후 "체중을 감량하세요"라고 환자에게 말하면, 곧바로 "운동하겠습니다!"라든지 "운동할 시간이 없어요"라는 대답이 돌아온다. 하지만 나는 운동만으로 체중을 줄이는 것은 추천하지 않는다. 유효성이라는 점에서도 운동만으로 체중을 감량하기는 매우 어렵다. 마라톤 선수처럼 매일 엄청난 거리를 달릴 정도로 힘든 운동을 계속하지 않는 한, 운동만으로 체중을 감량하기란 거의 불가능하다.

편리한 가전제품이 나오기 전까지는 우리의 일상에서 하루 운동량이 상당했다. 전자레인지로 쉽게 요리할 수 있는 그런 시절이 아니었기에 장작을 패서 불을 지피고, 우물에서 물을 길어 왔다. 청소기가 아니라 빗자루와 걸레로 청소하며, 세탁기가 아닌 대야와 빨래판으로 손수 빨래했기 때문에 항상 몸을 움직여야 했다. 과거에는 현대와는 비교할 수 없을 만큼 생활 속 운동량이 많았다.

전철이나 자동차, 자전거도 보급되지 않아서 오로지 걸어서 이동해야 했으며, 일도 책상에 앉아서 하는 경우는 소수였다. 오늘날에는 생각할 수 없을 정도로 많은 운동량을 힘겹게 매일매일 이어갔다.

유산소 운동을 하면 왜 살이 찌는 걸까?

걷기나 수영 같은 유산소 운동이 몸에 좋을까? 물론 유산소 운동은 몸에 좋은 영향을 미친다. 건강뿐만 아니라 정신적으로도 좋은 점이 있다. 단 5분만 걸어도 정신적으로 건강해진다는 보고도 있다.

다만, 신진대사가 저하된 상태라면 '우선순위'가 중요하다. 단백질을 비롯한 영양분을 제대로 섭취하지 않은 상태로 장시간 유산소 운동을 하면 근육이 줄어드는 경우도 있다. 단백질이 부족한 상태에서 운동하면 몸은 체내의 단백질, 즉 근육을 소모하게 해 에너지를 만들어 내는 구조인 '당신생' 작용을 시작한다. 결과적으로 근육을 키우는 게 아니라 오히려 근육을 감소시켜서 한층 더 살찌기 쉬운 몸이 된다.

단식 중에 운동하면 체내에 축적된 포도당을 에너지로 다 소모하게 한 다음에 지질 대사를 시작한다. 하지만 운동량이 많거나 운동을 오래 하면 결국 단백질에서 포도당을 만들기 시작한다. 앞에서 설명했듯이 이를 '당신생'이라고 한다.

단백질 섭취량이 충분하지 않으면, 우리 몸이 섭취한 단백질을 이용해서 에너지로 바꾸는데 이것이 다 떨어진 다음에는 몸을 구성하는 단백질을 사용해서 에너지로 사용하기 시작한다. 말하자면 '근육'을 소모하게 하는 것이다. 단식 상태에서 오랜 시간 유산소 운동을 하면 근육을 분해해서 당(에너지)으로 바꾸는 '당신생' 작용이 시작된다. 이것이 유산소 운동의 단점이다.

근육이 줄어드는 것은 건강하지 않으며, 결국 기초대사량도 떨어진다. 안정을 취하고 있기만 해도 에너지가 소모되는 것이 기초대사량인데, 근육이 줄어들면 기초대사량도 줄어든다. 즉 무리하게 오랜 시간 유산소 운동을 하면 근육이 줄어들어 기초대사량이 낮아지므로 오히려 살찌기 쉬운 몸이 된다.

지방이 연소되는 체질을 만드는 근력 운동

지방이 연소되기 쉬운 몸을 만들기 위해서는 어떤 운동이 효과적일까? 단백질을 충분히 섭취한 후에 근육 트레이닝을 하면 된다. 근육을 늘리면 기초대사량도 높아지고, 다른 운동을 해도 에너지 소비량이 늘어나 살이 잘 빠지는 체질이 된다.

근육 트레이닝은 체육관에 다니거나 트레이너의 도움을 받는 것이 가장 효과적이지만, 여러 가지 사정으로 그렇게 하기 어렵다면 기구를 사용하지 않고 체중을 실어서 하는 '맨몸 운동Bodyweight exercise'을 하거나, 고무 튜브나 복근 롤러 등 시판 기구를 사용한 근육 트레이닝을 추천한다. 잘못된 방법으로 운동하면 다칠 수 있으므로 충분히 주의한다.

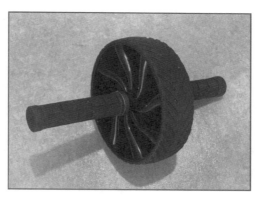

아마존에서 3,000엔에 구입한 복근 롤러. 꽤 힘들게 반복한 후에야 겨우 무릎이 닿지 않게 할 수 있게 되었다.

다리와 엉덩이 등 에너지 소비량이 큰 근육을 단련하는 것도 신진대사를 향상하는 데 효과적이다. 그런 점에서는 스쿼트를 많이 추천하는데, 잘못된 방법으로 하면 무릎과 허리를 다치게 되므로 올바른 방법을 제대로 배워서 시작한다.

유산소 운동을 전혀 하지 말라는 뜻이 아니다. 유산소 운동은 단 5분을 해도 집중력이 높아지고, 스트레스가 감소하므로 정신적인 면에서 바람직한 효과를 얻을 수 있다. 20~30분간 유산소 운동을 하면 스트레스가 쌓일 때 분비되는 호르몬인 '코르티솔'의 분비량이 줄어든다.

코르티솔은 신장 위에 있는 작은 지방 덩어리처럼 생긴 부신에서 분비되는 호르몬으로, 우리 몸을 '스트레스에 대응할 수 있게' 해준다. 오래전에는 비상사태 때 아주 짧은 시간, 예를 들면 맹수로부터 도망치는 1시간 동안만 이 호르몬이 필요했다. 그런데 오늘날에는 스트레스가 지속적으로 이어지는 사회가 되어 코르티솔이 오랜 시간 분비되고 있다. 인간의 몸은 코르티솔이 오랜 시간 계속 분비되는 것에 적응하지 못하는 데도 말이다.

코르티솔이 과다 분비되면, 뇌에서 이성과 기억을 관장하는 부분인 전전두피질과 해마가 위축되어, 뇌세포가 정상 상태보다 빨리 죽고 뇌 발달이 억제된다. 그 결과 처음에는 '단기 기억'부터 저하된다. 그래서 스트레스가 계속 쌓이면 사소한 일을 잘 기억하지 못하게 되는 것이다. 코르티솔은 과식을 유발하고 '중심성 비만'도 일으킨다. 중심성 비만이란 내장 주위에 지방이 붙은 상태를 말하며 '내장 비만' 또는 '복부 비만'이라고도 한다.

유산소 운동은 이 코르티솔의 분비량을 감소시키는 역할을 한다. 그러면 스트레스는 줄고 뇌의 위축이 예방되며 과식을 억제하고 지방을 쉽게 연소시킨다. 즉, 운동만으로 체중을 줄이기는 어렵지만, 운동이 체중을 줄이는 데 도움이 된다는 뜻이다.

다만, BMI 30 이상일 경우에는 갑자기 달리면 무릎이나 허리 등의 관절에 과부화가 될 수 있으므로, 걷기나 사이클링, 수중 걷기 등 관절에 부담이 적은 운동을 하는 것이 좋다.

'근육 운동을 한 후 유산소 운동'으로 에너지 소비를 폭발시킨다

'근육 운동과 유산소 운동을 병행'하는 방법으로 에너지 소비량을 더욱 증가시킬 수 있다. 근육 운동을 한 후 유산소 운동을 하면 체지방을 효과적으로 줄일 수 있기 때문이다.

근육 트레이닝으로 근육에 축적된 당질(근육 글리코겐)을 사용한 후, 바로 지질 대사와 당신생 작용으로 전환할 수 있다. 단백질로부터 당질(포도당)을 생산하는 당신생 작용이 이루어지면서 에너지가 사용되므로, 에너지 소비량이 더욱 증가한다.

다만, 단백질이 부족하여 근육이 분해되지 않도록 운동 전에 단백질을 섭취해 두어야 한다. 유청 단백질을 미리 섭취하거나 단백질보다 빨리 흡수되는 아미노산 보충제를 운동 중에 섭취하면 근육을 분해하지 않고 체지방을 연소시킬 수 있다. 운동 중에 단백질을 섭취하면 소화·흡수되는 시간이 필요하므로 효과가 늦게 나타난다. 따라서 유청 단백질, 육류, 달걀은 운동 전에 먹어 두는 것이 좋다. 아미노산 보충제는 소화 과정 없이 그대로 흡수되기 때문에 운동 중에 섭취해도 늦지 않다. 최근에는 필수아미노산이 함유된 맛있는 제품이 다양하게 출시되고 있어서 운동할 때 편리하게 이용할 수 있다. 단, 필수아미노산만 대량으로 섭취하면 비필수 아미노산이 오히려 부족해지거나 다른 영양소도 부족해지므로, 유청 단백질이나 육류, 달걀을 충분히 섭취한 후에 필수아미노산 제품을 섭취한다.

운동은 내장지방을 줄이는 데 있어서는 필수가 아니지만, 피하지방을 줄이고 싶다면 반드시 필요하다. 운동하지 않고 피하지방을 줄일 수는 없다.

근육은 체지방보다 훨씬 더 무겁다. 따라서 근육 트레이닝을 할 경우 체중 자체는 기준이 되지 않는다.

지금은 가정용 체중계 중에도 '체질량 지수'가 표시되는 종류가 많지만, 간이용이어서 실제 체지방의 양과 다른 경우가 많다. 근육 트레이닝을 할 경우 체중만 체크할 것이 아니라, 전신 거울을 마련해서 체형을 매일 체크하는 것이 좋다.

운동은 우선순위가 중요! 근육을 감소시키지 않는 운동부터 시작

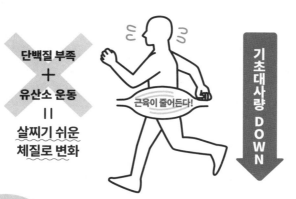

단백질 부족
+
유산소 운동
=
살찌기 쉬운
체질로 변화

근육이 줄어든다!

기초대사량 DOWN

단백질 섭취 후
근육 트레이닝
+
유산소 운동

=
살 빠지기 쉬운
체질로 변화!

내장지방 연소

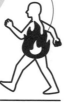

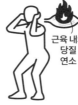

근육 내의
당질
연소

기초대사량 UP!

유산소 운동 　　　 근육 트레이닝 　　　 단백질 충전

내장지방을 태워서 말리는 '단백지질식'

배부르게 먹고도 14kg 감량에 성공한
최강 식사법

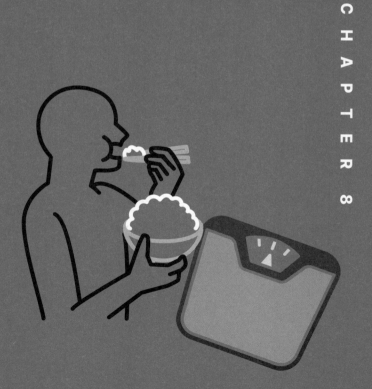

CHAPTER 8

살만 빠지는 게 아니다!
당뇨병도 극적으로 개선된다

내장지방 축적을 유도하는 인슐린의 분비를 억제하고 내장지방 연소를 증가시키는 식사법으로 '단백지질식'을 적극 권한다. 이 식사법은 내가 당뇨병 환자를 위해 2014년 11월에 고안한 것으로, 첫 번째 실천자는 바로 나였다.

그 결과 나는 1년 만에 체중이 14kg 빠졌다. 기준치에 빠듯했던 당화혈색소HbA1c가 완전히 정상화되었고 지방간도 개선되어 몸이 엄청나게 가벼워지면서 인생이 완전히 바뀌었다.

그 후 당뇨병 치료에도 이 방법을 도입했더니 환자들의 당뇨병이 개선되었고, 비만이 있던 경우도 금세 살이 빠졌다. 그중 100kg이 넘는 고도비만이었던 한 환자는, 지방세포가 통통하게 살이 쪄 있고 지방세포 수도 많아지고 있어 체중을 감량하기 몹시 어려운 타입이었지만, 체중이 쑥쑥 빠지더니 반년 만에 15kg을 감량하는 데 성공했다. 비만 호르몬인 인슐린의 분비를 억제하는 식사로 바꾸기만 해도 얼마나 빠른 속도로 지방이 줄어드는지 알 수 있다.

8장에서 내장지방 줄이는 '단백지질식'에 대해 알아보자.

뭘 먹을까? 우선순위가 중요!

이 책의 핵심 주제 중 하나는 '우선순위'다. 먹는 순서가 잘못되면 몸에 좋은 음식이라도 몸 상태를 나쁘게 만들 수 있다. 예를 들어 단백질이 부족한 채로 비타민을 먹으면 오히려 속이 메스꺼워지거나 구역질 증세가 나타난다.

단백지질식은 '단백질을 최우선!'으로 해야 하므로 '단백질'부터 섭취한다. 먹고 싶은 것을 참기보다 '섭취해야 할' 것을 더 적극적으로 생각하면 식사 개선에 성공할 가능성이 커진다. '당질제한식'이라고 하면 아무래도 뇌가 정말 좋아하는 '당질'이라는 말에 이끌려서 오히려 갈망을 부추기게 된다. 따라서 나는 이 식사법을 명명함에 있어 인내심을 강요하는 분위기를 만들지 않고, 적극적으로 계속 섭취해야 할 '단백질'과 '지질'을 강조하기로 했다. 사람은 인내심을 강요당하는 것보다 '계속해도 좋아'라는 긍정적인 메시지를 더 쉽게 받아들이기 때문이다.

동물성 단백질은 뭘 먹어야 하지?

가장 중요한 동물성 단백질은 기본적으로 육류, 달걀, 유청 단백질 세 가지를 조합해서 보충할 것을 권장한다.

육류는 소, 돼지, 닭, 양 등 어떤 것이든 괜찮지만, 돼지고기는 지질이 많은 편이기 때문에 지질을 좋아하거나 단백질을 좋아하는 개인 취향에 따라 섭취 비율을 조절하면 된다. 지질을 좋아할 경우에는 삼겹살, 단백질을 좋아하면 안심을 선택하면 된다.

'완전 영양식'의 대표적인 식품인 달걀은 상당히 좋은 단백질이다. 유청 단백질은 우유에서 치즈를 만드는 과정에서 분리된 부산물(유청)을 가공 처리해서 만든 것이다. 인간은 포유류이기 때문에 같은 포유류인 소, 돼지가 가장 효율적인 단백질원이다. 그다음은 닭고기, 그다음은 생선이다.

생선은 단백질 품질로 보면 육류, 달걀 다음으로 좋지만 흡수효율은 포유류나 조류보다 한 단계 떨어진다. 앞서 말한 대로 생선은 한 끼로 섭취할 수 있는 단백질의 양이 육류보다 적기 때문에 메인 단백질원이 생선이라면 단백질 결핍을 일으키기 쉽다. 반면에 생선은 양질의 지질인 DHA와 EPA를 섭취할 수 있는 장점도 있다. 그렇다고 해도, 오메가3 지방산인 DHA와 EPA는 열에 약하며 쉽게 산화되기 때문에 생선을 구이나 건어물로 섭취할 경우 주의한다. 나도 생선을 좋아해서 회로 종종 먹는다.

단백질을 먹어야 한다고 하면 "콩을 먹고 있는데요"라고 하는 사람이 많은데, 다시 말하지만 식물성 단백질은 흡수율이 떨어지므로 추천하지 않는다.

단백질 강화를 위해 섭취해야 할 유청 단백질의 종류

유청 단백질은 유청을 가공 처리해서 만든 단백질이다. 그런데 유청은 어디에 들어 있을까? 요거트 맨 위에 있는 투명한 액체를 본 적이 있을 텐데 그것이 바로 유청이다. 유청 단백질에는 WPC(Whey Protein Concentrate)와 WPI(Whey Protein Isolate)가 대표적인데 각각의 특징은 다음과 같다.

〔WPC(농축 유청 단백질)의 특징〕

● 가격이 비교적 싸다.

- 유당이 들어 있다.
- 단백질 함유량이 적다(70~80%).

〔WPI(분리 유청 단백질)의 특징〕

- 가격이 비교적 비싸다.
- 유당이 들어 있지 않다.
- 단백질 함유량이 높다(90% 이상).

최대한 고농도의 유청을 원하거나, WPC를 먹으면 유당 불내증으로 배가 아프다면 WPI를 섭취하는 것이 좋다. 아시아인에게 유당불내증이 많으므로 WPI 섭취를 권한다. 약국을 비롯한 매장에서 판매되고 있는 유청 단백질의 대부분은 저렴한 WPC 제품이다.

'유청'이라고 붙여진 제품 중 WPH(Whey Protein Hydrolysate, 가수분해 유청 단백질)도 있다. 이것은 유청 단백질을 더 '작게' 만든 것으로, 단백질이라기보다는 그보다 작은 펩티드나 아미노산 상태다. 특징으로는 WPI보다 분자가 더 작게 쪼개진 상태이므로 흡수가 빠르다. 다만, WPH는 쓴맛이 느껴지며 대부분 해외 제품이다.

한편 콩단백질soy protein은 콩에 들어 있는 단백질이다. 소화흡수가 느려서 오래도록 배가 든든하지만, 단백질로 인해 인슐린 분비가 끝없이 계속된다. 즉 살이 빠지지 않는 시간이 길어진다는 뜻이다. 따라서 이 책의 목적과는 크게 동떨어진 결과를 낳을 수 있다는 의미에서 콩단백질은 전혀 추천하지 않는다.

최근 유청 단백질이 매장에서도 판매되고 있는데 구입할 때 원재료명을 꼭 확인해 보기 바란다. 매장에서 판매되고 있는 대부분의 유청 단백질에는 식물성 기름이나 유화제, 증점제 등 각종 첨가물이 들어 있다. 특히 식물성 기름에는 트랜스 지방산이 들어있어 몸에 해롭다. 유화제도 주의한다.

첨가물이 함유된 유청 단백질은 피하는 것이 좋다. 되도록 첨가물이 들어 있지 않은 유청 단백질을 찾아서 구매하기를 권한다. 내가 실제로 마셔 본 적이 있는 비교적 고품질의 유청 단백질은 다음과 같다.

- WPC 타입: 비레전드 belegend, 마이프로틴 MyProtein
- WPI 타입: 파인랩 Fine Lab

비레전드와 마이프로틴은 WPC가 유명하지만 WPI 타입의 제품도 있다. 근육 트레이닝을 하는 사람에게는 '골드스탠다드 Gold Standard'라는 유청 단백질도 인기 있는 제품이다. 최근에는 프로테인 보충제가 많이 주목받고 있어 고품질의 유청 단백질이 늘고 있다. 매일 정기적으로 섭취하는 것이므로 첨가물이 많이 들어가

거나, 단백질 농도가 낮은 유청 단백질은 최대한 피하고, 반드시 고품질의 유청 단백질을 선택하기 바란다.

단백질 부족에 대한 지표는?

지금까지 설명을 읽으면서 자신이 '단백질이 부족한지 여부'에 대해 궁금했을 것이다.

일반적으로 받는 건강검진 항목에서 영양의 지표인 단백질 부족 여부를 가늠할 만한 항목이 몇 가지 있으므로 꼭 한번 체크해 보자. 다음의 기준 수치보다 낮으면 단백질 부족이 의심된다.

〔단백질의 지표가 되는 수치〕

- 혈중 요소 질소(BUN): 20.0~22.0mg/dL

- 알부민(Alb): 4.0~5.2g/dL

- GOT(AST): 20~35IU/L

- GPT(ALT): 20~35IU/L

- ALP: 180~350U/L(가능하면 200 이상)

단, 이 수치가 정상 범위에 속해도 단백질이 부족한 경우가 아주 많다.

GOT가 GPT보다 2 IU/L 이상 많으면 비타민B6가 부족한 상태일 수 있다. 이는 GOT와 GPT 효소가 작용할 때 비타민B6가 이 효소들을 보조해야 하기 때문이다. 이처럼 효소의 작용을 보조하는 저분자 화합물을 '보효소'라고 한다. 이런 경우, 멀티 비타민을 먹어도 비타민B6를 충족하는 양으로는 부족하므로 비타민B6 단독 보충제를 섭취해야 한다.

BUN(blood urea nitrogen, 혈중 요소 질소)은 탈수, 소화관 출혈, 신장 기능 저하 증상이 있을 때 상승하고, 알부민도 탈수 증상이 있을 때 상승한다. GOT, GPT, 감마GTP는 간 장애 등의 간담도계 질환이 있으면 상승한다.

따라서 검사 결과에 대한 평가는 종합적으로 판단해야 한다. 개별 수치만으로 일희일비하거나 판단하지 않도록 하자. 어디까지나 기준으로 활용하기 바란다.

필요한 단백질은 어느 정도?

단백질은 어느 정도의 양을 섭취하는 것이 좋을까? 섭취량은 '사람마다 다르다'.

영양에 관한 것은 모두 '사람마다 다르다'가 정답이다. 앞에서 언급한 것처럼 사람에 따라 1의 양으로 충분할 수도 있고 100이나 1000이 필요할 수도 있다. 같은 사람이라도 상태에 따라 필요한 영양의 종류와 양은 항상 변한다. 따라서 다음부터 제시하는 양을 기준으로, 자신의 컨디션이나 운동 습관, 체지방이 줄어드는 정도 등을 항상 체크하면서, 섭취량을 조절해 나가려는 자세가 중요하다.

나는 단백질 섭취 기준을 '프로테인 스코어protein score'에 따라 평가한다. 이는 1955년에 '국제연합 식량농업기구FAO'의 단백질 필요량 위원회에서 설정한 것이다(참고: Protein Requirements Report of the FAO Committee(1957), FAO Nutritional Studies No.16).

한편 현재 전 세계에서 주류가 되어 있는 것은 '아미노산 스코어'로, 1973년에 FAO와 WHO의 합동 특별 전문위원회가 발표한 지표다. 하지만 이것은 식품에 함유된 단백질의 우수성을 필수아미노산의 비율로만 판정하므로 매우 현실적이지 않은 스코어로 되어 있다.

예를 들어 아미노산 스코어에서 콩의 스코어가 100으로 되어 있는데, 이는 식물성 단백질을 과대 평가한 것으로 신뢰성이 상당히 떨어진다. 콩이 '스코어 100'에 해당하지 않는다는 것은 지금까지의 설명으로 충분히 알 수 있을 것이다. 게다가 아미노산 스코어는 발표 후에도 여러 번 수정되면서 더욱 복잡하고 이상하게 변하고 있다.

아미노산 스코어의 원형은 프로테인 스코어다. 아미노산 스코어의 기준으로는 현재의 식품에 표시된 단백질량이 실제보다 많게 나온다. 반대로 말하면, 프로테인 스코어 기준으로 식품의 단백질량을 보면 아미노산 스코어를 기준으로 했을 때보다 '적은' 양이 된다.

단백질 10g을 섭취하기 위해 필요한 각 식품의 양

육류	
소고기	65g
돼지고기	83g
닭고기	55g
양고기	68g
난류	
달걀	79g(1.5개)
그 외	
치즈	50g
우유	470g
정어리	63g
연어	58g
꽁치	52g
전갱이	56g
청새치	48g
새우	86g
명란젓	60g

다음의 도표는 프로테인 스코어로 환산된 수치로, 단백질 10g을 섭취하기 위해 필요한 각 식품의 양을 목록으로 정리한 것이다. 예를 들어 단백질 100g을 소고기로만 먹으려면 650g이 필요하다.

단백질을 가볍게 보지 않는다!

흔히 볼 수 있는 식사 지도는 다음과 같다.

- 식품에 표시된 단백질량을 기준으로 삼는다.
- 섭취한 단백질에 생선과 콩도 포함한다.

이에 따라 '필요량을 섭취했다!'라고 생각하겠지만 실제로는 단백질이 부족할 가능성이 크다. 세상에는 '단백질을 충분히 섭취했다고 착각해서 건강하지 못한' 사람이 너무 많다. 현대인에게 자주 나타나는 만성 피로와 두통, 정신적 불안 등 '원인을 알 수 없는 컨디션 불량'의 상당수는 단백질 부족이 중요한 요인이다. 단백질은 축적할 수 없으므로 매일 필요한 양만큼 반드시 섭취해야 한다.

유형별 필요한 단백질

필요한 단백질량은 사람마다 다르다고 언급했는데, 일단 대략적인 기준으로 다음 네 가지 유형을 참고로 소개한다.

① 단백질이 부족한 경우

② 운동량이 많은 경우

③ 단백질이 부족하지 않고 운동을 하지 않는 경우

④ 질병이 있는 경우

단백질이 부족한 경우

하루에 필요한 단백질량 기준: 체중(kg을 g으로 단위만 바꾸기)×2~3

※ 체중은 '희망 체중(BMI 20~22 권장)'으로 산출

※ 예: 희망 체중이 50kg이라면 50g으로 단위만 바꾼 후 2 또는 3

을 곱한 100g 또는 150g 섭취

일상적으로 유청 단백질을 섭취하지 않으며, 육류와 달걀도 끼니마다 충분히 섭취하지 않을 경우 단백질이 부족하다고 생각해도 된다. 복부 주위의 내장지방은 지금까지 당질이 과다하고 단백질이 부족한 식사를 해 왔다는 증거이므로, 이를 기준으로 식사를

개선한다. 위 계산식으로 산출해 보면 체중 60kg의 경우 단백질을 하루에 120~180g 섭취해야 한다.

앞에서 다룬 도표에 따르면 소고기 65g을 먹으면 단백질 10g을 섭취할 수 있으므로 소고기만으로 이 단백질량을 충족하려고 하면 무려 780~1,170g을 먹어야 한다. 나는 하루에 이 양을 섭취할 수 있지만, 보통 사람들에게는 다소 비현실적인 양이다.

특히 장기적으로 단백질이 부족해 왔다면 소화 흡수 능력이 떨어져 있는 상태이므로 무리하게 먹으면 구역질이 나게 된다. 위와 장뿐만 아니라 소화 효소도 단백질로 만들어져 있기 때문이다.

이런 경우에는 육류와 달걀로 먹을 수 있는 만큼 먹고, 부족분을 유청 단백질로 보충하는 것이 좋다. 유청 단백질은 단백질 자체를 섭취하는 것이므로 육류나 달걀을 소화할 때보다 몸에서 덜 애쓰게 된다.

나는 유청 단백질조차 위에서 받아들이기 힘들어하는 환자도 진료해 왔다. 이런 경우에는 유청 단백질을 1회분의 규정량(제품 설명서에 적혀 있는 양=대략 단백질 20g 정도)이 아니라 5g 정도씩 아주 적은 양으로 섭취하기 시작하면 무리 없이 흡수할 수 있다.

BMI 18.5 미만이며, 단백질 부족이 매우 심한 경우에는 1회에 5g을 1일 2~3회부터 시작한다. 2~3개월이 지나면 겨우 규정량(1회 단백질량이 20g 분량 정도)을 섭취할 수 있게 된다.

참고로 산출 계산식의 '체중'은 '현재의 체중'으로 하는 케이스와 '희망 체중'으로 하는 케이스가 있다. 나는 '희망 체중'을 기준으로 해서 계산할 것을 권장한다. '희망 체중'은 BMI 20~22에 해당하는 체중으로 설정하기를 권장한다.

운동량이 많은 경우

하루에 필요한 단백질량 기준: 체중(kg을 g으로 단위만 바꾸기)×2~3

※체중은 '희망 체중(BMI 20~22 권장)'으로 산출

근육 트레이닝과 유산소 운동을 자주 하는 경우에도 단백질 필요량이 많아진다. 근육을 사용한 만큼 복구(재생)하는 데 필요한 단백질량이 추가되기 때문이다. 그러므로 필요한 단백질은 '단백질이 부족한 경우'와 같다.

단백질이 부족하지 않고 운동을 하지 않는 경우

하루에 필요한 단백질량 기준: 체중(kg을 g으로 단위만 바꾸기)×1

※체중은 '희망 체중(BMI 20~22 권장)'으로 산출

※생리하는 여성의 경우 체중(kg을 g으로 단위만 바꾸기)×1.3을
최소한으로 함

이 경우에는, 체중이 60kg이라면 하루에 단백질 60g이 필요하다. 이 단계가 되면 식사를 고지질로 전환하는 것도 생각해 볼 수 있다. 단백질이 부족하지 않을 경우 고지질 식사는 매우 안정된 방법이다.

질병이 있는 경우

하루에 필요한 단백질량 기준: 체중(kg을 g으로 단위만 바꾸기)×2~3

  ※ 일반적인 각종 질병도 영양에 정통한 의사와 반드시 상담할 것

  ※ 투석 중이거나 투석 직전인 신부전 환자의 경우 반드시 의사
    와 상담할 것

  ※ 체중은 '희망 체중(BMI 20~22 권장)'으로 산출

이 경우에는, 질병의 종류에 따라 필요량이 달라진다. 투석 중이거나 투석 직전인 신부전 환자의 경우, 음식으로 단백질을 섭취하면 '인'을 함께 섭취하기 쉽다. 인은 인체에 필요한 미네랄의 일종이지만, 체내에서 과잉 상태가 되면 건강에 악영향을 미친다. 인공 투석을 해도 현대 의료 기술로는 '인'을 제거하는 것이 상당히 어려우며, 투석 시간과 빈도가 증가한다.

따라서 신장에 문제가 있는 경우에는 반드시 영양과 질병에 대해 잘 아는 의사의 도움을 받으면서 식사를 바꿔 나가야 한다. 일

반적으로 각종 질병의 발병 원인 중 하나가 단백질 부족인 경우가 많기 때문에, 체중 수치의 단위를 g으로 바꾼 뒤 두세 배에 해당하는 단백질이 필요한 경우가 많다.

하지만 이렇게 매번 강조해도 영양과 질병에 대해 잘 아는 의사의 도움을 받지 않고 혼자 시작했다가 몸 상태가 나빠지는 경우가 끊이지 않는다. 다시 한번 강조하건대, 질병이 있으면 식사 개선은 반드시 영양과 질병을 잘 아는 의사와 의논해야 한다.

단백지질식에서 '지질'은 뭘까?

내가 섭취를 권장하는 지질은 동물성은 동물의 육류나 생선에 들어 있는 지질로 라드(돼지기름), 소기름, 버터, 생크림 등이고, 식물성은 올리브오일, 코코넛오일, MCT오일, 들기름, 자소기름, 아마인유 등이다.

권장하지 않는 지질로는 건강을 해칠 위험이 높은 트랜스지방산이 많이 함유된 휘핑크림, 마가린, 쇼트닝이나 유채기름(카놀라유) 등의 이른바 식용유 등이다.

단백질은 근육 트레이닝 등으로 단백질 소비를 많이 하면 단백질도 많이 섭취해야 하고, 단백질 소비가 적으면 적게 섭취하면 된다는 비교적 간단한 개념을 기본으로 한다. 지질 섭취량은 단백질보다는 조금 더 조정의 폭이 있다. 순수한 지질만으로는 살이 찌지 않지만, 인슐린이 추가 분비되는 상태에서 지질을 많이 섭취하면 체지방이 되기 때문이다. 적절하게 섭취하려면 항상 '이럴 때는 인슐린이 분비될까?'라는 것을 '함께' 생각해야 한다.

인슐린 추가 분비가 없는 상태에서는 순수한 지질을 섭취해도 살이 찌지 않는다.

지질과 함께 무엇을 먹느냐에 따라 살찌는 정도가 다르다

1장에서 언급했듯이 지질을 섭취할 때, 무엇을 함께 섭취하느냐에 따라 내장지방 증가량에 큰 차이가 난다. 복습하는 셈 치고 다음의 '지질+○○'의 세 가지 유형에 대해 생각해 보자.

① 지질 + '대량의 당질'을 섭취한 경우

(규동이나 불고기덮밥, 카레라이스, 돈코츠라멘, 쇼트케이크 등)

대량의 인슐린 추가 분비

지질이 체지방으로 축적

② 지질 + '적당량의 단백질'을 섭취한 경우

(닭다리스테이크 버터구이, 기름기 많은 수육 등)

↓

인슐린 추가 분비

(내장지방이 많으면 '대량' 추가 분비)

↓

단백질만 섭취하는 경우보다 인슐린이 적게 분비

※ 인슐린 분비량이 적으므로 체지방은 별로 증가하지 않음

③ 대량의 지질 + '대량의 단백질'을 섭취한 경우

(800g이 넘는 소고기 스테이크에 버터 올리기, 치즈 올린 특대 햄버그 등)

↓

대량의 인슐린 추가 분비

↓

지질이 체지방으로 축적

※ 남은 단백질도 당신생을 거쳐 체지방으로 축적!

당질을 제거하고 단백질과 지질을 섭취하면 인슐린의 분비량을 줄일 수 있다. 하지만 대량의 단백질과 대량의 지질을 동시에 섭취하면 대량의 인슐린이 추가 분비되므로, 살이 빠지는 것이 아

니라 오히려 살이 찔 가능성이 크다.

'당질을 제한한 식사를 확실하게 하고 있는데 살이 빠지지 않는' 경우에는, 고단백고지질의 식사를 하는 경우가 많다. 이런 사람은 BMI 30을 초과하는 '내장지방이 많은' 체형인 경우가 많다. 같은 양의 당질이나 단백질을 섭취해도 인슐린이 대량으로 분비되는 '살이 아주 쉽게 찌는' 타입이다.

"당질을 섭취하지 않으면 육류와 기름은 얼마든지 먹어도 되잖아요"라며 엄청난 양의 식사를 하는 사람이 있다. 이런 경우 당연히 내장지방은 줄어들지 않는다. 단백지질식을 해도 감량이 되지 않는다면 먹는 양을 확인해 봐야 한다.

결국 단백지질식은 다음과 같이 적당량의 단백질, 다량의 지질로 식사를 하면 안정적으로 감량할 수 있다.

[내장지방 감소 목적의 '단백지질식' 권장 섭취 비율]

● 단백질: 적당히
● 지질: 많이
● 당질(탄수화물): 적게(가능하다면 거의 제로)

근육 트레이닝과 유산소 운동을 하는 경우에는 근육의 재생을 위해 단백질이 더 필요하기 때문에 단백질 섭취량을 증가시켜

야 한다. 또 체력이 필요한 운동을 할 경우 운동하기 4시간 전과, 2~3시간 전에 지질을 추가로 섭취해 주면 체력이 유지된다.

고지질을 섭취할 경우의 장점

고지질 섭취에 익숙해지면 내장지방이 줄어들 뿐만 아니라 그 외에도 다양한 장점이 나타난다. 고지질 섭취가 왜 좋은지에 대해 살펴보자.

인슐린이 거의 나오지 않으므로 살이 잘 찌지 않는다

인슐린이 다량 분비되면 내장지방이 증가하여 지방세포가 커진다. 하지만 순수한 지질을 섭취하는 동안에는 인슐린의 추가 분비가 거의 일어나지 않기 때문에 내장지방이 증가할 시간이 줄어든다. 인슐린 분비로 발생하는 다양한 피해를 받을 일도 없어지기 때문에, 피해 복구를 위해 불필요한 에너지와 재료를 사용하지 않아도 된다는 것도 큰 장점이다.

인슐린이 '분비되지 않는다'가 아니라 '거의 분비되지 않는다'라고 하는 이유는 일부 지방산이 당신생에 사용되기 때문이다. 당신생 작용을 통해 혈당으로 변환되기 때문에 인슐린이 잠깐 분비

될 가능성이 있다. 그래도 인슐린의 추가 분비를 증가시킬 정도는
아니다.

뛰어난 에너지원이 되는 지질

지질은 뛰어난 에너지원이 되므로 충분히 섭취해 두면 공복감이
줄어든다. 지질이 에너지로 변할 때까지 걸리는 시간은 다음과 같다.

- MCT 오일: 섭취 후 3~4시간
- 생크림 등 긴사슬지방산: 섭취 후 5~6시간

당질처럼 바로 에너지가 되지 않고 시간이 다소 필요하기 때문
에 미리 시간을 여유 있게 잡아두어야 한다. 조금씩 계속 섭취하
는 것도 좋은 방법이다.

아침에 커피에 코코넛오일이나 MCT오일을 넣어 마시거나, 홍
차에 생크림을 조금 섞은 것을 보온 용기에 넣어 조금씩 마시는
방법도 괜찮다. 각자 취향대로 하면 된다.

생크림은 약간의 당질을 함유하기 때문에(100ml 중 약 5g), 1팩
(200ml)을 단번에 섭취하면 인슐린이 추가 분비되므로 주의한다.
한 번에 섭취하는 당질량이 5g을 초과하면 인슐린이 추가 분비
된다. 2시간 동안 5g 정도의 당질이라면 인슐린 추가 분비는 거의

일어나지 않기 때문에 그 범위 내에서 섭취한다.

당질이나 감미료에 의존하는 습관을 줄일 수 있다

지질을 많이 섭취하면 당질이나 달콤한 간식을 먹고 싶은 생각이 없어지므로 당질 의존에서 쉽게 벗어날 수 있다. 지질은 뛰어난 에너지원이므로 몸에 에너지를 충분히 채워 주어 당질을 원하는 욕구가 줄어든다. 지질이 다소 의존성이 있어 당질에 대한 욕구를 덮어 버리므로 당질 의존을 줄일 수 있다.

지질 섭취로 강렬한 단맛에 의존하던 취향이 누그러지는 경우는 지금까지 내가 진찰해 온 환자 중에도 많았다.

근육을 소모하지 않아도 된다

에너지원으로 지질을 섭취하면 근육에서 소모하는 당신생 작용을 하지 않게 되어 근육이 줄어드는 것을 방지할 수 있다.

지질은 어떤 것부터 섭취하면 좋을까?

지질의 종류가 너무 많아서 어떤 것부터 섭취해야 할지 모르겠다면 다음 세 가지를 알아 두고 응용해 보자.

- 혈액을 맑게 한다: 오메가3

- 즉시 에너지로 이용할 수 있다: MCT오일

- 천천히 에너지가 된다: 동물성 지질(버터, 생크림 등)

혈액을 맑게 해주는 오메가3는 육식을 하는 사람이나 이미 몸이 피폐해진 사람에게는 반드시 필요한 지질이다. 그 외 '에너지가 되는 지질' 두 가지(MCT오일, 동물성 지질)를 섭취함으로써 당질의 필요량을 줄여서 근육의 분해를 막을 수 있다. 차례대로 살펴보자.

혈액을 맑게 하는 오메가3

오메가3 지방산은 체내에서 생성되지 않아 반드시 음식으로 섭취해야 한다. 오메가3 또는 오메가 쓰리, n-3계라고도 한다.

오메가3를 섭취하면 체내에서 DHA 또는 EPA로 변환된다. 오메가3는 주로 생선에 들어 있다. 올리브유, 아마인유, 들기름, 자소기름에도 오메가3가 많다. 아마인유, 들기름, 자소기름은 열에 약하기 때문에 가열하지 않고 주로 요리 마지막에 드레싱처럼 사용된다. 반면에 올리브오일은 열에 강하며 가열해도 변질되지 않으므로 튀김 기름으로 가열 요리에 적합하다.

육식할 때 오메가3는 필수!

지질 섭취의 중요 포인트를 알아 두자. 육류와 식용유에 들어 있는 오메가6 지방산과 오메가3 지방산의 섭취 비율이 중요하다는 것을 명심해야 한다. 왜냐하면 오메가3에 비해 오메가6를 너무 많이 섭취하면 체내에서 염증을 일으킬 수 있기 때문이다.

육류의 지질에는 오메가3도 들어 있지만, 대부분이 오메가6다. 따라서 육식을 할 때 균형을 맞추기 위해 오메가3를 반드시 섭취해야 한다. 육식만 섭취해서 오메가3에 비해 오메가6를 과다 섭취하면 체내에서 염증, 동맥경화 등을 일으키게 된다.

오메가3는 아주 민감한 지질로 열에 약하다. 생선에 많이 들어 있지만 산소와 열에 약하기 때문에 구이나 건어물로 섭취하면 오메가3는 급격하게 줄어든다. 따라서 오메가3를 섭취하려면 생선을 회로 먹거나, 삶거나, 찌거나, 통조림(밀폐해서 가열)으로 섭취하는 것이 좋다.

'건강에 도움이 된다고 착각하는 기름'의 함정에 주의!

마트에서 오일을 구매할 때 'OO 함유!' 'OO 사용!'이라고 적혀 있는 것에 현혹되지 않도록 주의해야 한다. 함유된 양은 '미량'에 불과하며, 그 외의 지질은 저렴한 식용유를 사용하기 때문이다. 이런 기름에는 주로 트랜스 지방산이 들어 있기 때문에 전체적으로 보면 건강에 해롭다. 독에 약을 섞어도 독이고, 흙탕물에 물을 섞어도 결국 흙탕물인 것과 마찬가지다.

'건강'하다는 이미지를 강조하며 판매되는 다음과 같은 오일은 모두 식용유의 일종으로, 체내에서 염증을 일으키거나 동맥경화의 원인이 되기 쉬운 트랜스 지방산이 다량 함유되어 있으므로 주의한다.

> 유채기름, 카놀라유, 콩기름, 옥수수유, 해바라기씨유, 홍화기름,
> 포도씨유, 쌀기름, 면실유

생크림의 경우에는 '동물성 유지 100%'라고 표시되어 있으면 트랜스 지방산(식물성 기름을 가공하는 과정에서 생성되는 지방산)이 들어 있지 않아 괜찮지만, '휘핑크림'은 식물성 기름의 가공품을 사용하므로 트랜스 지방산이 들어 있다. 비슷하기 때문에 혼동하기 쉽지만 내용물은 전혀 다르다.

외식이나 기성 시판품 중 달콤한 맛의 '생크림과 비슷'한 제품은 기본적으로 '휘핑크림'이며 트랜스 지방산이 들어 있으므로 피하는 것이 건강에 좋다.

오메가3 보충제 선택 방법

매일 생선을 먹지 못할 경우 '피쉬오일' 같은 보충제로 대체할 수 있다. 가능하면 DHA나 EPA 농도가 높은 것을 선택한다.

나는 1캡슐에 1,000mg의 피쉬오일이 들어 있고, 그중 80%가 DHA 혹은 EPA가 함유된 것을 먹고 있다. 추천할 만한 것은 이 정도 수준의 제품이다. 매장에서 판매되는 것에 농도가 낮은 것이 많으므로 선택시 주의한다.

즉시 에너지로 이용할 수 있는 MCT 오일

MCT오일의 'MCT'는 '중간사슬지방산Medium Chain Triglyceride'을 뜻한다. 최근 이목이 집중되면서 매장에서도 이런 표기가 된 제품을 자주 볼 수 있게 되었다. 먼저 등장했던 '긴사슬지방산'은 주로 EPA와 올리브오일에 들어 있는데, 긴사슬지방산보다 크기가 좀 더 작은 것이 중간사슬지방산이다.

긴사슬지방산이 세포 내의 미토콘드리아 안으로 들어갈 때 비타민C와 카르니틴이 필요하다. 즉, 긴사슬지방산을 연소시키기 위해서는 비타민C와 카르니틴이 반드시 필요하다. 하지만 중간사슬지방산은 다르다. 미토콘드리아 안으로 들어가는데 비타민C나 카르니틴이 필요 없기 때문에 중간사슬지방산은 상당히 '연소되기 쉬운' 지질이다. 긴사슬지방산은 에너지로 변환되기까지

5~6시간이 소요되지만, 중간사슬지방산은 에너지가 되기까지 3~4시간이면 된다. 지질에서 더 빨리 에너지를 얻고 싶다면 중간사슬지방산을 섭취하는 것이 좋다.

중간사슬지방산은 몸에 각종 건강한 영향을 주는 '케톤체'를 빠르게 증가시킨다는 장점도 있다. 케톤체는 지질의 대사산물로, 체내의 염증과 암세포가 증가하는 것을 억제하고 공복감을 줄이는 작용을 한다.

이 중간사슬지방산을 섭취할 수 있는 제품으로 MCT오일에 대한 관심이 최근 부쩍 높아졌다. MCT오일은 코코넛오일에서 중간사슬지방산만 추출한 것으로, 거의 100%에 가까운 중간사슬지방산 오일이다.

코코넛오일에는 중간사슬지방산 외의 성분도 들어 있다. 코코넛오일은 대개 60~70% 정도가 중간사슬지방산이고 나머지 대부분은 긴사슬지방산으로 구성되어 있다(제품에 따라 비율이 다름). MCT오일에는 없지만 코코넛오일에 들어 있는 지질도 건강한 지질이므로 어느 쪽이든 목적에 맞게 선택하면 된다. 각각의 차이를 살펴보자.

● MCT오일

1년 내내 거의 무색투명한 액체

냄새가 거의 없음

두드러기, 위에서 불쾌감이 나타날 수 있음

● 코코넛오일

MCT오일보다 심한 두드러기, 위에서 불쾌감이 나타날 수 있음

기온이 낮으면 굳음

독특한 향이 있음

나는 코코넛오일을 섭취하면 위장에 불쾌감이 나타나고, 매일 섭취하면 발진이 일어난다. 두 가지 모두 처음부터 대량으로 섭취하면 위장에 불쾌감과 설사를 일으킬 수 있다. 따라서 1회 분량은 1작은술부터 시작해서 서서히 섭취량을 늘려가는 것이 좋다. 피부 트러블이 일어나는 경우 섭취를 중지하면 개선된다.

품질이 낮은 코코넛오일, MCT오일 주의!

건강에 도움이 되는 이 두 가지 오일에도 함정이 있으므로 고를 때 주의한다. 약품이나 첨가물, 열 등을 사용하여 오일을 추출하는 방법을 '화학 용매 추출법'이라고 하는데 이런 방법으로 추출한 오일에는 불필요한 것이 첨가되거나 영양소가 파괴되어 있으므로 피하는 것이 좋다.

이런 추출법을 사용하지 않는 오일에는 엑스트라 버진 코코넛오일, 프리미엄 버진 코코넛오일 등 다양한 종류가 있다. 하지만 이들 중에도 '고객 미끼용'으로 붙인 이름이 있으므로 주의한다. 이름은 '엑스트라 버진'인데 실체는 다른 경우다. 주로 매장에서 싸게 판매되는 것에는 그럴듯한 가짜가 많으므로 주의한다.

코코넛오일뿐만 아니라 시중에서 판매되는 MCT오일도 모두 양질이라고 할 수 없다. 낮은 품질의 MCT오일에는 코코넛오일뿐만 아니라 야자핵기름(팜핵유) 등의 식물성 기름을 원료로 해서 만들어진 것도 있다. 원재료명을 확인해서 '코코넛오일 100%'인지 확인하고 선택하자.

'유기농', '오가닉'이라는 이름이 붙은 제품이 더 건강한 기름이다. 물론 그렇게 적혀 있어도 '고객 미끼용'일 수 있어 그것만으로는 안심할 수 없다. 꼼꼼하게 확인해서 안전성을 확인한 후 구입해야 한다.

천천히 에너지가 되는 동물성 지질(버터, 생크림 등)

동물성 지방에는 앞서 서술한 '긴사슬지방산'이 많다. 따라서 5~6시간에 걸쳐 천천히 에너지가 되기 때문에 장기전에 적합하다.

섭취한 지질이 에너지가 될 때까지 공복감이 들 수 있는데, 이때 당질이나 대량의 단백질을 섭취하면 살이 찌기 쉬우므로 주의해야 한다. 공복감이 계속되는 동안에는 수분을 섭취하거나 가볍게 걷는 방법으로 해소한다. 즉시 에너지로 이용할 수 있는 MCT 오일 섭취를 병용하는 방법도 효과적이다.

버터는 대부분이 지질이고 당질은 거의 없다.

생크림은 당질을 약간 함유한다(100ml 중 당질은 약 5g). 별로 인기는 없지만 버터와 생크림의 중간 형태인 '클로티드크림clotted cream'이라는 것이 있다. 외형이나 맛을 봐도 버터와 생크림의 딱 중간 정도여서 아주 걸쭉하다. 고급 슈퍼에서 클로티드 크림을 판매하기도 한다.

소기름도 거의 100%가 지방이어서, '우지 다이어트'가 큰 주목을 받기도 했다. 기본적으로는 구워서 먹는다. 돼지기름인 라드는 조리할 때 주로 사용된다.

소기름처럼 생긴 '덩어리 모양'의 라드가 아니라 마요네즈처럼 용기에 담겨 있는 라드는 냄새가 거의 없어서 보습제 대신 피부에 발라도 된다. 그런 모습을 보면 많이들 놀라고는 하지만, 광물로 만들어진 기름보다 알레르기가 일어날 가능성이 작고 또 피부에 잘 흡수되기 때문에 보습제로 매우 우수하다. 아기든 노인이든 안심하고 사용할 수 있다.

지질은 어느 정도 섭취하는 것이 적당량일까?

단백질의 최적 섭취량은 비교적 확실하게 알려져 있지만, 지질의 최적 섭취량에 관해서는 현재 존재하지 않는다. 따라서 소량부터 시작해서 컨디션의 좋고 나쁨과 체중의 증감을 체크해서 자기 나름대로 최적량을 찾아야 한다.

단백질 섭취량과의 균형도 고려한다. 고단백(1일 섭취량: 체중[kg을 g으로 단위만 바꾼 후]×2~3)을 섭취할 경우에는 고지질을 동시에 섭취하는 것은 삼가는 것이 좋다. 당질 제로여도 살찔 가능성이 크다. 일반 단백질량(1일 섭취량: 체중[kg을 g으로 단위만 바꾼 후]×1)의 경우에는 반대로 에너지가 부족해지므로 고지질이 좋다.

어쨌든 당질은 상당히 절제해야 한다. 고당질과 지질을 함께 섭취하면 인슐린의 영향으로 체지방이 점점 증가한다. 고지질식에는 기본적으로 당질을 제거해야 한다.

지질을 많이 섭취할 경우에는 반드시 보충제로 비타민을 보충한다. 이에 관해서는 뒤에서 살펴보자.

한눈에 알 수 있는 단백지질식

단백질	지질	
육류, 달걀, 단백질 보충제 세 가지 중에서 주로 섭취	오메가3계, MCT오일, 버터, 생크림으로 지질 섭취	내장지방 감소가 목적이라면 당질은 무조건 섭취 제로가 이상적!
소, 돼지, 닭은 모두 OK!	**오메가3계** 육식에는 필수! 들기름, 자소기름, 아마인유 등 ⇒열에 약하므로 열을 가하지 말고 최대한 그대로 사용할 것 EPA, 보충제로 섭취해도 OK	Dr. 미즈노
달걀은 완전 영양식! **생선**은 보조식으로! 단백질 보충제는 **유청 단백질**을 선택 (콩은 NG!) 대부분 여기에 속한다!	**MCT오일** 즉시 에너지가 된다! 공복감 완화에도 효과적 커피에 넣어서 섭취해도 OK	
1일 섭취 기준은 ① 단백질이 부족하고 운동량이 많거나 질병이 있을 경우 ⇒ **체중(kg)×2~3g** ② 단백질이 부족하지 않고 운동량은 보통 ⇒ **체중(kg)×1g** ③ 생리를 하는 여성 ⇒ **체중(kg)×1.3g**이 최저량 체중은 '**희망 체중**'으로 계산!	**동물성 지질** 버터, 생크림, 소기름 등 천천히 에너지가 됨	비타민, 미네랄을 보충제로 섭취하기 ⇩ 214쪽 참조

지방 태우는 '철분'은 필수

단백지질식을 실천하는 과정에서 단백질과 지질 외에도 섭취해야 하는 중요한 영양소가 있다. 이제부터 그 영양소에 대해서 자세하게 살펴보자.

첫 번째 필수 영양소는 철분이다. 4장에서 말했듯이 철분이 없으면 내장지방을 연소시킬 수 없다. 지방을 연소시켜서 에너지를 생산하는 과정에서 철분이 꼭 필요하기 때문이다. 철분은 상당히 중요한 미네랄임에도 우리에게 부족한 경우가 많다.

특히 폐경 전 여성은 거의 대부분 철분이 부족하다. 남성의 경우에도 정신 건강에 어려움이 있거나 대사증후군이 있는 사람은 철분 결핍인 경우가 많다. 원인을 알 수 없는 불임증의 경우에도 각종 정밀 검사를 해 보면 철분 결핍인 경우가 상당하다. 임신 중이나 출산 후에 산모의 철분 보유량은 상당히 줄어든다. 산후우울증과 유아 학대 등은 철분 결핍으로 인한 경우가 상당히 많다. 철분이 부족하다면 철분 보충제를 꼭 섭취해야 한다.

철분 결핍인지 확인하려면?

철분이 부족한지 여부는 채혈 검사로 확인할 수 있다. 바늘로 찔러 미량의 혈액으로 검사하는 간단한 방법도 있다. 간 질환이나 염증이 있는 경우에는 철분 수치가 올라갈 수 있으므로, 건강한 상태에서의 수치인지 염증이 있어서 나온 수치인지 확인하도록 간과 염증을 함께 검사한다. 정확하면서도 다른 요소까지 포함된 철분 채혈 검사는 의료기관에서 받을 수 있다. 그런데 철분 채혈 검사를 해주는 의료기관이 적다는 것이 문제다. 철분 결핍인지 알고 싶어서 채혈 검사를 신청해도 "우리 병원에서는 그런 검사를 하지 않습니다"라고 답하는 경우가 상당하다.

채혈해서 검사 결과를 얻을 수 있다고 해도 상당수의 의사가 '철분이 부족하지 않다'라고 판단하기도 한다. 일반적인 의사라면 페리틴Ferritin 기준치만 보고 '철분 결핍 없음'이라고 판단해 버리기 때문인데, 앞서 말했듯이 기준치 자체가 매우 낮게 설정되어 있다. 철분 결핍 여부에 대해서는 철분에 대해 올바르게 이해하고 경험이 풍부한 의사에게 판단을 받아야 한다.

철분 결핍을 판단하는 데 필요한 최소 검사 항목은 다음과 같다.

- 철분 관련: 저장철검사, 총철결합능(TIBC), 페리틴수치검사
- 염증 기준: 백혈구 수(가능하면 백혈구 분획 = 혈액상血液像), C반응단백검사(CRP)
- 간 장애 기준: GOT, GPT, 감마GTP, ALP

● 영양 상태 평가: 요소질소(BUN), 크레아티닌(Cr), 알부민(Alb)

의사에게 철분 결핍 관련하여 진료를 받기 전에, 인근 의료기관에서 채혈 검사로 철분 결핍 여부를 알고 싶을 때는 위 내용을 기준으로 하면 된다.

채혈 검사의 경우 보험 진료 적용이 되는 것은 '관련된 질병이 강하게 의심되는 경우'뿐이다. 각각의 검사 항목에 대응한 의심될 만한 질병이 없을 경우, 보험 진료가 적용되지 않고 자기부담을 해야 한다.

철분 보충제에 대해서

세계적인 표준이 되고 있는 '킬레이트 철분'이 일본에서 인가되지 않고 있음을 앞서 언급했다. 일본에서 판매되는 철분 보충제는 '헴 철분'인데, 가격이 비교적 비싸고 철분이 소량 들어 있다. 그 정도의 양으로는 보충제를 아무리 열심히 섭취해도 철분 결핍이 해소되지 않는다.

생리를 하는 여성은 철분 결핍이 심각한 경우가 많아서 철분 보충제를 적극적으로 섭취해야 한다. 헴 철분으로는 철분 결핍을 해소하기 어려우므로 해외 직구를 하더라도 킬레이트 철분 보충제를 구입할 것을 추천한다.

필요량은 사람에 따라 다르지만 대체로 하루에 100mg 정도의 철분이 필요하다. 헴 철분 보충제의 1일 분량은 약 3~10mg이며, 많아도 20mg 이하다. 반면에 킬레이트 철분은 1캡슐에 18~36mg의 철분이 들어 있다.

철분을 보충제로 섭취할 경우 반드시 채혈 검사를 해서 사후 관리를 해야 한다. 철분을 섭취함으로써 혈액량이 늘어나 생리 시의 출혈이 증가하면 오히려 철분 결핍이 심해지는 사례가 자주 발생하기 때문이다. 필요한 경우에는 철분 300mg과 순한 성분의 지혈제를 매일 복용해서 어떻게든 철분의 양을 유지하기도 한다. 또 생리 과다의 경우에는 일단 피임약을 사용해서 생리를 멈추는 것이 좋을 수도 있다.

지방 연소에 필수인 비타민, 미네랄은 보충제를 이용

단백지질식을 실천할 경우 각종 비타민, 미네랄을 보충제로 반드시 섭취해야 한다. 지방을 연소시키기 위한 대사 작용과 에너지를 만드는 단계 곳곳에서 비타민과 미네랄이 필요하기 때문이다. 기본적으로는 단백지질식을 실천하는 데 있어서 보충제도 세트

섭취해야 할 비타민, 미네랄의 종류와 섭취량 기준

비타민B군	각종 비타민B군 각 100~200mg/일, 엽산 800~1600mg/일
비타민C	최소 3000mg/일, 고요산혈증이 있는 경우 4000mg/일
비타민D	비타민D3를 5000IU/일, 그 이상 섭취할 경우 비타민K도 필수 섭취
비타민E	'알파 토코페롤'을 400~800IU/일, 출혈 주의
마그네슘Mg	250~500mg/일
아연Zn	25~50mg/일
EPA/DHA	동맥경화를 위해 섭취한다면 EPA 단독으로 1800mg/일, 출혈 주의

＊편집자주: 한국인의 영양소 섭취량 기준은 다음을 참조
비타민B1(티아민): 남성 1.2mg/일, 여성 1.1mg/일 • 비타민B2(리보플라빈): 남성 1.5mg/일, 여성 1.2mg/일 • 비타민B3(니아신): 남성 16~35mg/일, 여성 14~35mg/일 • 비타민B5(판토텐산): 5mg/일 • 비타민B6(피리독신): 남성 1.5~100mg/일, 여성 1.4~100mg/일 • 비타민B7(비오틴): 30μg/일 • 엽산: 400~1000μg/일 • 비타민C: 100~2000mg/일 • 비타민D: 10~100μg/일 • 비타민E: 12~540mg α-TE/일(약 15~653IU) • 마그네슘: 남성 350mg/일, 여성 280~350mg/일 • 아연: 남성 10~35mg/일, 여성 8~35mg/일 • EPA+DHA: 남성 210~500mg/일, 여성 150~240mg/일
(출처: 보건복지부, <2020 한국인 영양소 섭취기준> 및 식품의약품안전처)

로 생각해야 한다. 특히 신속한 지방 연소를 위해 비타민B군, C, D, E, 마그네슘과 아연 등이 필요하다. 이러한 것들을 음식만으로 충족시키기는 어려우므로 보충제 섭취를 권한다.

비타민E에는 여러 종류가 있는데, 그중에서 효과가 높은 천연 타입의 비타민E 영양제를 말하는 'D-알파 토코페롤' 제품을 선택하기를 추천한다.

비타민B군에는 주로 니아신(B3), 판토텐산(B5), 피리독신(B6), 엽산, 비오틴 등이 있다. 기본적으로 비타민B군이 부족하지 않은 경우 멀티 비타민이나 B군 보충제를 섭취하면 된다. 다만, 지질 대사가 잘되지 않으면 비타민B2가 부족할 가능성이 크므로 비타민B2 단독 보충제로 보충한다.

앞서 언급했듯이 육식 위주의 식습관을 가졌다면 오메가3도 반드시 필요하다. 오메가3가 풍부한 생선을 매일 먹는 경우가 아니라면 EPA나 DHA 보충제 섭취를 추천한다.

뺄셈이 아닌 덧셈에 주목하는 단백지질식

지금까지 단백지질식으로 섭취해야 할 영양소에 대해 설명했는데, 내장지방을 줄이거나 연소시키고 싶어도 기초를 제대로 알아 두지 않으면 그 계획은 의미 없다. 여기서 기초란 우선순위를 명확하게 해 두는 것을 말한다.

'당질제한식'은 '뺄셈'에 주목한 식사법이다. 이름 그대로 당질을 빼는 것이다. 이는 당질 과다 상태가 컨디션 불량이나 질병을 일으키는 경우가 많기 때문이다.

반면에 '단백지질식'은 '덧셈'에 주목한다. 당질 제한의 뺄셈에 따라 컨디션이 나빠지는 경우가 가끔 나타나기 때문이다. 특히 당질제한식이 유행되던 초기에 볼 수 있었던 '몸 상태가 나빠졌다, 당질제한식이 위험하다'는 체험담은 거의 모두 뺄셈 실패로 인해 일어났다. 즉 단백질도 지질도 부족하고 오랜 당질 과다로 인해 비타민과 미네랄이 충분하지 않은 상태에서 당질을 더 많이 빼버렸기 때문에 실패한 것이다. 몸이 마이너스 상태인데 또 뺄셈을 해서 생긴 문제다. 단백지질식은 이러한 뺄셈 실패에 대한 대책이므로, 우선은 '원래의 마이너스' 상태를 해소해 나가는 것을 목표로 한다.

다시 강조하지만 '우선순위'를 잘못 정하면 오히려 건강에 해로울 수 있다. 뺄셈은 덧셈 뒤에 하는 것이 중요하다. 즉, 단백질, 지질, 철분, 비타민, 미네랄을 충족한 후에 '당질 제한'을 철저하게 해야 한다. 영양 부족 상태에서 당질을 너무 제한하면 에너지 부족을 피할 수 없다. 단백질, 지질, 철분 중 어느 하나가 결핍된 상태에서는 대사 작용이 제대로 되지 않아 충분한 에너지를 만들어낼 수 없다.

'뭔가 아쉽다는 느낌'에 익숙해질 때까지

당질제한식을 시작할 때 '먹긴 했는데 뭔가 아쉬운 느낌'이 들수 있다. 이것은 당질제한식을 하면 혈당이 상승하지 않기 때문에 생기는 감각이다. 그 '아쉬운 느낌'이 바로 제대로 된 상태이므로, 음식이 위에 들어가 있다는 '본래의 포만감'에 익숙해지기 바란다. 이 본래의 포만감에 익숙해질 때까지 어떻게 하면 좋을까? 대책은 다음 두 가지다. '순수한 지질'을 섭취하거나 '당질이 적은 단백질'을 섭취하는 것이다.

당질제한식을 하면서 위의 두 가지 방법을 계속해 나가면 식사후 허전하다는 느낌이 없어진다. 이것이 바로 영양 상태가 충족되고 있다는 증거다. 단맛 의존, 당질 의존을 해결하기 위해서는 '순수한 지질'을 섭취하는 것이 효과적이다. 대부분의 경우 단백질이 부족하기 때문에 당질을 제한하는 초기에는 충분한 단백질을 섭취하는 것이 매우 중요하다.

근육 상태가 나빠지는 단식

지금까지 단백지질식에 대해 여러 가지를 알아보았다. 그런데 문득 '굶으면 살이 빠지겠지?'라는 생각이 들 수 있다. 물론, 아무것도 먹지 않으면 살이 빠진다. '가장 빠른 속도로 살이 빠지기만 하면 된다'라고 생각한다면 물과 소금만 먹는 단식이 가장 빠른 방법이다. 나도 한때 48시간 단식을 반복했던 적이 있다. 분명 살이 쭉쭉 빠지긴 했다. 이런 식으로 단식을 하면 근육량은 별로 줄어들지 않는다. '체지방률이 4% 이하가 될 때까지 근육은 분해되지 않는다'는 설도 있다(참고: https://ameblo.jp/naikaimizuno/entry-12317656979.html).

분명 단식해도 근육량은 별로 줄어들지 않는다. 하지만 그것은 '근육의 양이 줄어들지 않을 뿐'이다. 문제는 시간이 지나면서 근육 상태가 나빠지기 시작한다. 계속하면 시간이 지남에 따라 근육이 퇴화되는 것이 당연하다.

단식을 계속하거나 반복하다 보면 몸을 구성하는 재료가 충분히 보급되지 않는 상태가 이어져 오래된 근육이 재생되지 않는다. 따라서 '근육의 양은 그대로' 남아 있는 것처럼 보이지만 사실은 근육과 피부가 점점 퇴화되기 시작한다.

단백질을 계속 제한하면 몸속에서 이러한 퇴화가 점점 진행된다. 따라서 단백질이 부족한 단계에서 단식은 금물이다. 몸을 퇴화시켜서 질병의 근원을 스스로 만드는 것과 같기 때문이다. 단식을 한다면 단백질이 부족하지 않은 몸 상태에서 하고, 단식과 단식 사이에는 1개월의 기간을 두어야 한다.

이제까지 단백지질식과 관련된 각 영양소(단백질, 지질, 철분, 비타민, 미네랄)에 관하여 주의할 점을 살펴보았다. 이것은 내장지방을 줄이는 데 필요한 기본적인 영양소다. 당연히 그 외에도 세부적으로 필요한 영양소가 있지만, 우선 기본적인 영양소를 제대로 섭취하는 습관부터 들여야 한다.

단백지질식을 하면 몸에 일어나는 일

단백지질식을 시작하면 몸에 여러 가지 변화가 일어난다. 그 변화란 1장에서 설명한 '당질 과다와 과잉 인슐린'이 원인이 되어 일어나는 증상과 반대로 생각하면 된다. 즉 지금까지 '음식을 먹어서 만들었던 질병'을 막을 수 있다. 그리고 이미 질병이 발생한 경우라도 진행 속도를 늦추거나 개선될 가능성이 있다. 이는 질병을 만드는 근본 원인이 없어지므로 당연한 일이다.

각자 몸 상태에 맞는 단백지질식

이번에는 각자 몸의 상태에 맞는 단백지질식에 대해 알아보자. 사람마다 몸 상태가 다르기 때문에 100명에 대한 알맞은 식사에는 100개의 패턴이 있다. 여기에 제시하는 것은 일반적이고 대략

단백지질식으로 예방 및 개선될 가능성이 있는 질병들

'당질 과다와 과잉 인슐린'의 3대 만성 질환	비만, 치매, 암
대사계	비만(내장지방 증가), 당뇨병, 이상지질혈증(총콜레스테롤, LDL콜레스테롤이 높거나 HDL콜레스테롤이 감소된 상태)
혈관계	고혈압, 협심증, 심근경색, 뇌경색, 신장경화증
신경정신계	불면증, 우울증, 공황장애, 알츠하이머 치매, 뇌혈관성 치매
종양계	양성 종양(폴립), 악성 종양(암)
소화기계	역류성 식도염, 위염, 비알코올성 지방간(NAFL), 비알코올성 지방간염(NASH), 간경변, 간세포암
뼈·관절계	골다공증, 변형성 관절증, 오십견
눈, 피부, 모발 계통	백내장, 녹내장, 노화황반변성, 여드름, 피부염, 건선, 박모, 탈모
면역계	자가면역질환
생식기계	불임, 발기부전
전신계	노화

적인 패턴이다. 이것을 기준으로 각자 자신에게 최적화시키는 것이 좋다. 이제부터 설명할 내용을 바탕으로 자신에게 맞는 단백지

질식을 찾아보자.

대사증후군 환자의 경우

대사증후군의 진단 기준은 1장에서 다룬 바 있다. 대사증후군은 흔히 '영양분이 남아 도는' 병이라고 생각하는데 사실은 '불필요한 것이 남아 있을' 뿐이다. 대사증후군은 당질을 과다 섭취해서 인슐린이 왕성하게 분비되었고, 그 결과 체지방 특히 내장지방이 폭증한 상태다.

대사증후군 환자의 허리둘레가 큰 것도 그런 이유로 폭증한 내장지방 때문이다. 대부분의 대사증후군 환자가 당질을 과다 섭취하여 배가 나온 것이기 때문에 몸에 필요한 다른 영양소인 단백질과 비타민, 미네랄은 부족하거나 낭비되고 있다. 즉 '대사증후군은 영양 부족 상태'이기도 한 것이다.

실제로 대사증후군 환자를 채혈해 보면 모두 혈액 요소 질소 Blood Urea Nitrogen, BUN 수치가 20 미만인 단백질 결핍 환자들이다. 대량의 당질 섭취로 인해 비타민과 미네랄을 대량으로 소비하기 때문에 비타민과 미네랄도 부족하다. 당질 의존을 일으키는 원인 중 하나인 철분 결핍으로 인해 미토콘드리아가 작동하지 않게 되고, 당질만 대사되는 해당계 glycolytic pathway만 작동하므로 에너지 효율이 크게 저하된다.

따라서 대사증후군 환자일수록 더 심각한 영양실조 상태에 빠진다. 이러한 결핍 상태를 해소하는 것이 대사증후군 개선을 위한 단백지질식이다. 진행되는 우선순위는 다음과 같다.

1. 단백질 부족 해소

   ↓

2. 철분 결핍 해소(특히 여성, 대사증후군인 남성도 비교적 부족)

   ↓

3. 비타민과 미네랄 부족 해소

당질제한식도 당연히 필요하지만, 각종 영양분이 부족한 상태에서 당질을 제한하면 실패한다. 미토콘드리아가 제대로 작동하지 않아, 당질 이외에는 제대로 대사할 수 없기 때문이다. 이러한 각종 결핍을 해소하면 당질 의존이 서서히 줄어든다.

대사증후군 대책으로 실시하는 단백지질식은 '이제 별로 먹고 싶은 생각이 없어졌어'라고 생각하는 상태를 만드는 것이다.

대사증후군이 시작 단계인 경우

대사증후군이 시작되는 단계에서는 진행 중일 때보다 시작 단계에서 더 쉽게 내장지방을 줄일 수 있다. BMI 30 미만인 경우에는 지방세포의 '크기'가 커지고 있을 뿐, 세포 수는 아직 그다지 증가하지 않았기 때문이다.

각종 결핍 상태를 해소하면서 당질제한식을 하는 것만으로도 내장지방이 많이 줄어들기 때문에 다이어트에 성공하기 쉬운 단계다. 이제 대사증후군이 시작된 단계라면 내장지방을 줄이기에 '늦지 않은' 상태다.

'마른 사람'이 이상지질혈증인 경우

뚱뚱하지도 않은데 콜레스테롤과 중성지방 수치가 문제인 사람이 있다. 콜레스테롤이 증가하는 것은 당질의 과잉 섭취로 몸 상태가 나빠졌다는 증거다. 이런 증상을 고치기 위해 간에서 콜레스테롤을 만들고 있어 수치가 높아지는 것이다.

혹은 영양 부족 상태가 되면 애초에 콜레스테롤이 만들어지지 않아 건강검진에 나타나지 않을 수도 있다. 이때는 몸이 이미 나빠져서 고칠 수도 없는 상태다. 오랜 세월 동안 당질을 많이 섭취해 온 채식주의자가 이런 경우에 해당한다.

이런 사람 중에서 중성지방이 높은 것은 당질을 과잉 섭취했기 때문이다. 실제로 매일 아침 거르지 않고 빵과 과일을 먹는 마른 체형의 사람이 LDL콜레스테롤이 높고 중성지방 수치도 높을 수 있다. 이런 경우의 근본적인 대책은 몸 상태가 나빠지게 된 원인을 제거하는 것이다. 즉 당질 제한이다.

하지만 대사증후군의 경우와 마찬가지로 이런 사람도 각종 영양이 현저하게 부족한 상태다. 특히 '마른' 사람의 경우에는 분명 단백질이 부족하다. 결핍이라 할 정도로 심각한 경우가 많기 때문에 단백질을 필요한 만큼 섭취할 수 있을 때까지 오랜 기간이 걸린다. 위가 단백질을 제대로 섭취할 수 없는 상태이기 때문이다.

이런 경우 서두르지 말고 단백질 섭취량을 꾸준히 조금씩 단계적으로 늘려나가야 한다. 결핍 상태를 빨리 개선하기 위해서는 유청 단백질을 이용하는 것이 좋다. 대사증후군의 경우와 마찬가지로 영양이 부족한 상태에서는 당질제한식이 실패할 수밖에 없다. 따라서 다음과 같이 우선순위를 지켜야 한다.

1. 단백질 부족 해소

2. 철분 결핍 해소(특히 여성, 대사증후군인 남성도 비교적 부족)

3. 비타민, 미네랄 부족 해소

각종 영양 부족을 해소하면서 더불어 당질제한식을 천천히 단계적으로 해 나가면 된다. 마른 체형인 사람은 어떤 단계에서든 천천히 착실하게 진행하는 것이 중요하다.

세부적인 부분은 다를 수 있지만 대략 모든 상황이 이와 같다. 내장지방이나 콜레스테롤, 그 외 비정상 수치가 나타나는 대부분의 이유는 근본적으로 '당질의 과잉 섭취'와 그로 인한 몸의 기능 이상과 영양 부족 때문이다. 말랐든 대사증후군이든 이런 사실에는 변함이 없다.

달리 말하면, 세부적인 부분에서는 조절이 필요하지만 큰 방침으로 보면 대체로 비슷하게 진행할 수 있는 것이 단백지질식의 특징이다.

배가 고플 때의 맛있는 대책법, 저당질 예방식

'다이어트를 해야겠어!'라고 생각하는 많은 사람이 밤에 속이 헛헛해진다고 말한다. 나도 자주 경험하는 일이다. '한밤에 속이 헛헛한' 원인과 대책을 살펴보자.

① 혈당이 떨어져 공복감을 느낄 때

저당질의 음식을 먹거나 마시거나 하면 해소하기 쉬워진다. 이

때 프로테인 보충제를 마시거나, 디카페인으로 버터 커피(소위 '방탄 커피')를 마시거나, 육류나 생선, 달걀만 섭취한다.

② 피곤해서 의지력이 약해졌을 때

의지력은 근육과 마찬가지로 피곤할 때 약해진다. 심호흡, 가벼운 이완 운동 등으로 의지력을 회복시킬 수 있다. 어떤 것이든 의지력을 회복시키는 효과가 있는 자신에게 맞는 방법을 하나라도 찾아 두는 것이 좋다.

③ 시각적 자극으로 먹고 싶은 충동이 들 때

인간의 욕망이 자극을 받으면 뇌에서 도파민이 분비되어 '갖고 싶다'라는 충동을 느낀다. 예를 들면 편의점에 진열되어 있는 먹음직스러운 음식이 눈에 들어왔을 때가 그렇다.

이런 경우 10분간만 그 유인 요소에서 벗어나 보자. 호르몬이 정상화되면서 욕구가 사라져 '어? 조금 전에 먹고 싶던 게 뭐였지?'라고 생각하게 된다.

④ '노력에 대한 보상'이라는 생각이 들 때

'노력했으니까 오늘 이 정도는 괜찮겠지?'라고 생각하는 것은 전형적인 '도덕적 허가moral licensing'다. '착한 일을 했으니까 그

보상으로 나쁜 일을 해도 된다'고 스스로에게 부도덕한 행위를 허락하는 심리 기제다. 확실하게 노력했을 때 자신에게 보상을 주는 것은 중요하지만, 음식이 아닌 다른 것으로 보상하는 것이 어떨까.

'저당질의 예방식'을 준비해 둔다

밤에 속이 출출할 때를 위한 가장 중요한 대책은 폭식을 예방하는 일이다. 배가 조금 고프다고 느끼는 단계에서 아무거나 먹어서 배를 채우겠다는 식으로 폭식하는 것을 예방해야 한다. 어쨌든 계속 '참으면' 반드시 좋은 결과가 나타난다.

당질 의존이 있는 시기에는 저당질식을 선택지에 넣는 사람도 있다. 나중에 참지 못하고 폭발해서 당질을 폭식하는 것보다 저당질식을 적용하는 것이 훨씬 더 낫다. 저당질의 디저트를 한꺼번에 2개나 먹는다고 해도 평소에 당질이 듬뿍 들어간 것을 자주 먹는 것보다 낫다. 나도 당질 의존증이 있었던 때는 냉동용의 달콤한 간식을 저장해 두었다가 먹었다. 냉동되어 있는 것은 보존하기가 편리하다.

또 과일 중에는 비교적 저당질인 블루베리도 거의 1년 내내 슈퍼마켓이나 편의점에서 구입할 수 있기 때문에 저장해 두고 먹을 수 있다. 당질이 풍부한 다른 과일을 한밤중에 많이 먹는 것보다는 훨씬 낫다.

다만 배가 조금 출출한 시점에는 육포나 건어물, 달걀, 유청 단백질을 섭취하는 것이 가장 좋다. 먹고 싶은데 억지로 참으면 오히려 식욕이 폭발할 수 있다. 당질이 적은 것, 그중에서도 가능하면 단백질을 뱃속에 빨리 공급해서 욕구를 해소해 주는 것이 낫다.

내장지방을 '줄이고' '태우는' 이중 효과의 단백지질식

단백지질식을 계속하면 내장지방은 어떻게 될까? 마지막으로 정리해 보자. 기존의 식사법을 유지하면 오른쪽 그림과 같은 순서로 내장지방이 증가한다.

기존의 식사는 이처럼 '내장지방'을 증가시키는데 가장 적합한 식사였다.

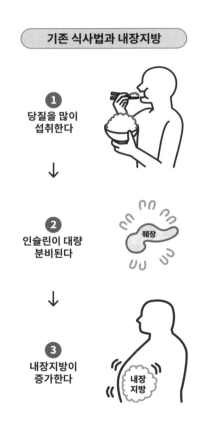

기존 식사법과 내장지방

❶ 당질을 많이 섭취한다

↓

❷ 인슐린이 대량 분비된다

췌장

↓

❸ 내장지방이 증가한다

내장 지방

이에 반해 '단백지질식'은 오른쪽 그림과 같은 과정을 거친다.

단백지질식은 이처럼 내장지방을 증가시키지 않는 식사법이며, 내장지방이 증가하는 요소를 사라지게 한다. 즉 '인슐린 분비를 증가시키지 않는다'는 것이 중요 포인트다.

내장지방을 태우는 효과가 있는 것도 단백지질식의 큰 특징이다. 인간은 움직이지 않고 생명을 유지하고 있기만 해도 에너지가 소모(기초 대사)되기 때문에, 불필요한 내장지방은 에너지로 소비되어 줄어들 수밖에 없다.

단백질

↓(당신생)

혈당

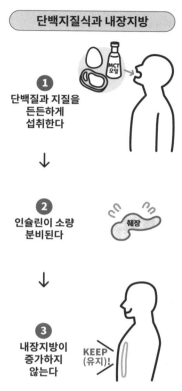

단백지질식과 내장지방

① 단백질과 지질을 든든하게 섭취한다

↓

② 인슐린이 소량 분비된다

췌장

↓

③ 내장지방이 증가하지 않는다

KEEP (유지)!

당신생 작용에 따라 변환된 에너지를 사용하는 것이 포인트다. 당질을 섭취하지 않으면 당신생 작용을 할 때 사용하는 에너지는 내장지방을 연소시켜서 만들어지기 때문이다. 즉 단백지질식은, '내장지방이 늘지 않는다' + '남아 있는 내장지방은 당신생 작용에 사용되므로 줄어든다'는 가장 강력한 장점이 있다.

다만, '연소시키는' 대사 작용에는 이 외에도 필요한 것이 상당히 많다는 점을 주의해야 한다. 내장지방을 연소시키는 기관인 미토콘드리아가 작동하기 위해서는 다양한 영양소가 필요하다. 그 대신 효율성이 좋다. 성냥으로 불을 붙여 전기를 얻는 것보다 화력발전소에서 전기를 만들면 효율성이 더 좋아지는 것과 마찬가지다.

예를 들어 긴사슬지방산을 태우는 데는 비타민C와 카르니틴이 필요하다. 에너지를 만드는 회로를 작동시키기 위해서는 비타민B군과 마그네슘이 필요하다. 수용성 비타민인 비타민B군과 비타민C가 작동하기 위해서는 비타민E도 필요하다.

이러한 영양소를 보충해야 비로소 내장지방을 효율적으로 연소시킬 수 있다. 단백질과 지질도 각각의 역할을 한다.

단백질 ➜ 신체 복구, 당질로 변환(당신생)

지질 ➜ 에너지원

단백질과 지질의 역할은 상당히 중요하다. 이 중요한 영양소를 적극적으로 섭취하는 방법이 바로 단백지질식이다.

당질은 일시적인 에너지원이면서, 동시에 비상시의 에너지원이다. 미토콘드리아는 적혈구를 제외한 인체의 모든 세포에서 발견된다. 미토콘드리아가 없는 적혈구에서만 당질이 필요하다. 다른 세포는 세포 내에 미토콘드리아가 있기 때문에 당질이 아니어도 에너지원으로 이용할 수 있기 때문이다. 이때 필요한 최소한의 당질은 직접 섭취하지 않아도 다른 영양소를 당질로 변환시키는 당신생을 통해 만들어 낼 수 있다.

당질을 과잉 섭취하면 '당화'(糖化, 포도당이 세포의 단백질에 달라붙어 기능 이상을 유발하는 작용)를 일으키고, 인슐린 분비에 의한 당의 '산화' 작용을 증가시킨다. 따라서 건강을 위해 식사시 당질을 제한해야 한다. 이처럼 단백지질식은 내장지방을 줄이고 건강을 유지하는 데 있어서 중요하다.

내장지방이 문제라면, 단백지질식으로 식사법을 바꿔 내장지방을 효율적으로 연소시켜 보자.

내장지방 제거에 도움이 되는 마음가짐

생각이 바뀌면 행동도 변한다

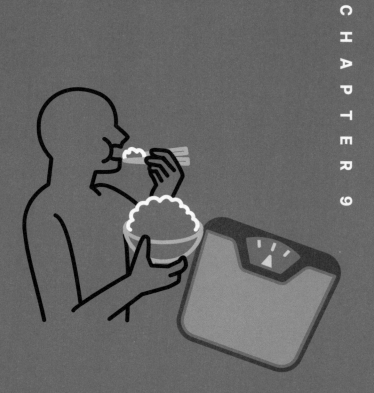

CHAPTER 9

성공으로 이어지는 '생각'을 기본으로 하자

내장지방을 줄일 때도, 건강을 유지하는 데 있어서도 자신의 '생각'이 가장 중요하다는 것을 나는 기회가 있을 때마다 강조해 왔다.

지금까지 다양하게 '내장지방이란 무엇인가', '살이 찌는 구조를 만드는 인슐린' 등에 대해 설명해 왔지만, 이 모든 말보다 중요한 것은 자신의 생각이다. 아무리 강조해도 당질 제한을 계속 실천하지 않는 경우를 많이 봐 왔기 때문이다.

살을 빼고 싶어 하는 이들의 대부분은 이미 '당질을 제한하는 것이 효과적'이라는 것을 알고 있거나 실천하고 있다. 하지만 일시적으로는 잘해도 '지속하지 못하는' 경우가 많다. 이는 가장 기초적인 토대가 되는 '생각'이 확실하지 않기 때문이다.

여기서는 단백지질식을 지속하는 데 중요한 생각에 대해 설명한다. 내장지방을 없애기 위한 중요한 토대로 삼기를 바란다.

생각 ① 참지 말고 다른 방법으로 채운다

'다이어트할 거야!'라고 결심한 뒤부터 사람들은 보통 식욕을 억제하는 일부터 시작한다. 인내가 미덕이라 여기며, 어릴 때부터 가정에서든 학교에서든 '원하는 것을 이루려면 인내해야 한다'고 배워 왔기 때문이다.

그런데 나는 '인내'야말로 실패의 원흉이라고 생각한다. 억지로 참으면 언젠가 반드시 역효과가 나타난다. 당질제한식을 하면 내장지방을 감소시킨다는 것을 알고 있지만, 결국 인내심의 한계를 느끼고 원래대로 되돌아가는 것이다.

내장지방을 제거하고, 그 상태를 계속 유지하기 위해서는 인내심과 작별해야 한다. 배가 고프기 전에 먹고 마셔서 당질의 폭식을 예방하고, '절제할 음식(당질)'이 아니라 '적극적으로 섭취할 음식(단백질과 지질)'을 생각하면서 자신이 원하는 모습을 상상해 보자.

욕구는 억누르는 것이 아니라 방법을 바꿔서 채우는 것이다.

생각 ② 자신의 감정을 인정한다

'무심코 먹어 버린다.' '무심코 먹고 싶어진다.'

이런 욕구는 동물뿐만 아니라 인간에게도 당연한 본능이다. 그런데 윤리관이 강하고 성실한 사람일수록 이런 자신의 마음을 부정하기 쉽다.

'다이어트를 하고 있는데 그런 생각을 하면 안 돼.'

'내가 그런 생각을 하다니!'

이런 생각도 인내심과 마찬가지로 반드시 역효과가 나타난다. 자신을 책망하게 되고, 자기 긍정감이 줄며, 유혹에 쉽게 빠진다. 결국 유혹에 넘어가서 먹고 싶은 것을 먹은 후 다시 자책하게 되므로 자긍심이 더 줄어드는 악순환에 빠지기 쉽다.

우선 자신의 마음을 부정하거나 억누르는 것이 아니라 인정해 버리자. '아, 지금 내가 이걸 하고 싶어 하는구나', '지금 내가 이걸 먹고 싶다고 생각하는구나'라는 식으로 그냥 있는 그대로를 인식한다.

'오히려 내 마음을 알 수 있어서 다행이야'라고 자신을 격려해 주면 자기 긍정감이 상승한다. 그러면 이것이 성공 체험이 되어 이후에도 무의식적으로 먹기 전에 의식할 가능성이 크다. '의식하지 못하는' 상태에서 '의식하는' 상태로 변하는 것만으로도 큰 진

전을 한 셈이다. 그 사소한 '의식'이 향후의 행동을 바꿀 가능성이
있다.

자신을 부정하고 책망하는 것을 끝내고 자신을 인정하고 자신
의 편이 되어 보자. 나를 위한 최고의 아군은 바로 나 자신이다.

생각 ③ 의지력을 관리한다

의지력은 근력과 같다. 우리는 하루에 수백 번씩 의사 결정을
한다. 그리고 그때마다 근력처럼 의지력을 소비한다. 근력운동을
하면 근섬유가 미세하게 손상되듯이 의사 결정을 할 때마다 우리
의 의지력은 조금씩 소모된다. 그리고 소비한 의지력은 적절한 휴
식을 취해야 비로소 회복될 수 있다.

의지력을 줄여나가기보다 근본적인 해결책이 있다. '애초에 의
지력을 사용하지 않는' 것이다. '저것을 갖고 싶어, 먹고 싶어'라고
하는 유혹에 '맞서 싸우니까' 의지력이 줄어드는 것이다(참고: 로이
바우마이스터, 《의지력의 재발견》, 에코리브르, 2012).

줄어든 의지력은 기본적으로는 편안하게 있으면 회복된다. 가
장 쉬운 방법은 심호흡이다. 1분에 12회 이하의 호흡을 3분 정도
하면 의지력이 회복된다. 그 외에도 몸을 이완시키는 운동을 하거

나 미지근한 욕조에 느긋하게 몸을 담그고 있어도 의지력을 회복시키는 효과가 있다. 이완시킬 때는 휴대폰을 보지 말고 그냥 멍하니 있는 것이 좋다.

운동도 의지력 회복에 도움이 된다. 간단한 방법은 걷기다. 무언가에 '열중'하면 효과적이다. 아마 당신도 좋아하는 것에 열중한 후 기분이 상쾌해진 경험이 있을 것이다. '시간을 잊을 정도로 집중'하는 성격이라면, 그런 점에서 게임도 의지력 회복에 도움이 될 수 있다.

생각 ④ 유혹에 무관심으로 대응한다

의지력을 애써 발휘하지 않고 유혹을 이기는 가장 좋은 방법은 유혹을 유혹으로 생각하지 않는 것이다. 즉 '싸우지 않고 이기는 것이 최상'이다. 예를 들어 길에 불법 마약이 떨어져 있다고 해서 주울까 말까 유혹을 느끼는 사람은 별로 없을 것이다. 그와 마찬가지다.

'나와는 관계없다' '관심이 없다'고 생각하는 것에 대해서는, 특별히 의지력을 소비하지 않아도 된다. 이것은 의지력을 사용하지 않는 상태다. 예를 들면, 설탕이 듬뿍 들어 있는 달콤한 간식이 눈에 띄더라도 '달콤한 간식은 딱히 필요 없어. 그보다는 역시 고기지!'라는 자기 생각을 가진 사람은 특별히 의지력을 소비하지 않아도 간식을 가볍게 넘길 수 있다.

'매번 실패하는 나는 바보 같아!'라고 생각하는 사람들은 속는 셈 치고 한번 자신이 품고 있는 스스로에 대한 이미지를 바꿔 보기 바란다. '내가 원하던 건강과 체형'을 갖게 된 당신은 어떤 행동을 하고 있을지 상상해 보자. 설탕이 듬뿍 들어 있는 달콤한 과자를 먹으려 할까? 일단 상상으로 '자신의 이미지'를 바꿔 보자.

생각 ⑤ 내가 무엇을 하고 있는지 생각한다

자신의 변화된 이미지를 상상하더라도, 조금이라도 달콤한 간식을 먹고 싶다고 느꼈을 때는 그 기분 자체를 부정하지 말고 인정해 버리는 것이 중요하다.

'인정하면 계속 먹게 되는데!'라며 걱정하겠지만, 괜찮다. 참지 않고 유혹을 무사히 통과하는 방법이 있다. '달콤한 간식을 먹고 싶다'라는 생각을 멈추지 않고 '달콤한 간식을 먹고 싶어. 정말 먹고 싶긴 해. 하지만 그것보다 내장지방이 적은 멋진 몸매를 유지하기 위해 고기가 더 먹고 싶어'라고 생각을 업그레이드하는 것이다.

뭔가가 한번 떠오르면 그 생각에서 벗어나기 어렵다. 이 현상을 '역설적 과정이론 ironic proces theory'이라고 한다. 미국의 심리학자인 다니엘 웨그너가 1987년에 주창한 이론으로 '무언가를 생각하지 않으려고 노력하면 할수록 오히려 그 일이 머릿속에서 떠나지 않는다'는 것이다. 웨그너가 했던 유명한 실험 중에 '백곰 실험'이라는 것이 있다. 이 실험에서 사람들에게 "절대로 백곰을 생각하지 마세요"라고 말했더니 사람들의 머릿속에서 백곰이 떠나지 않았다.

마찬가지로 '달콤한 간식을 참아야 해'라고 생각하면 머릿속에서 간식이 떠나지 않는다. 뇌의 목표 설정을 관장하는 부분인 망상활성계 reticular activating system는 '부정적'인 생각을 인식하지 않기 때문에 '부정형'은 사라지고 '달콤한 간식'만 머릿속에 남아 언젠가 의지력이 약해지는 순간 먹어 버린다.

머리에 떠오르는 것 자체를 바꾸거나 멈추게 할 수 없다. 그러므로 떠오르는 것은 그대로 두고 생각을 덧씌우면 된다. 어떤 생각을 할 것인지는 우리가 스스로 선택할 수 있다.

'달콤한 간식이 먹고 싶다'고 머리에 떠오르는 것을 그대로 인정하고 그것보다 더 큰 욕심인 '원하는 몸매를 위해 고기가 더 먹고 싶어'라는 식으로 생각을 덧씌워서 원하는 것을 얻으면 된다.

생각 ⑥ 긍정적인 목표를 구체적으로 세운다

'절대로 더는 살이 찌지 않겠다'라든가 '무조건 살을 뺀다'라는 목표를 세우는 사람이 있다. 안타깝게도 이러한 목표는 달성하기가 어렵다.

앞서 '뇌는 부정적인 생각에 반응하지 않는다'고 말한 바와 같이 'OO하지 않는다'라는 목표는 달성하기 어렵다. 즉 '당질을 먹지 않는다'라는 목표의 당질제한식은 의식하면 할수록 실패한다. 그래서 나는 '단백지질식'이라는 긍정적인 단어를 선택했다. 해서는 안 되는 당질제한식으로 의식을 향하는 게 아니라, 긍정적인 목표로 단백지질식을 선택한 것이다.

좋은 목표란 더 구체적이고 기한까지 정한 것이어야 한다. 일례로는 'O월 O일까지 체중을 □kg으로 한다'라는 식이다. 그리고 □kg이 된 나를 상상해 보자.

참고로 '지금의 □kg에서 △을 뺀다'라고 목표를 세우면 달성되지 않는다. 머릿속에는 최초의 □kg에 대한 생각만 남을 뿐 '△을 뺀다'라는 부정적인 생각은 인식하지 못하므로 지금의 체중을 유지하게 된다. 그 외에도 목표를 세우는 방법에는 다음과 같은 요령이 있다.

- 현실적인 목표를 세운다.
- 기한을 다소 짧게 한다.
- 계획을 계속 재검토한다.

'달성했을 때의 모습'을 상상할 수 없다면 결국 달성하지 못한다. 반대로 상상할 수 있다면 그 목표는 달성할 가능성이 있다. 또 기한을 길게 잡으면 자기도 모르게 그 기한에 맞춰서 미루려한다. 즉 질질 끌려간다. 따라서 좀 짧지 않을까 싶을 정도로 기한을 짧게 설정해야 한다.

원래 계획대로 되는 일은 없다. 따라서 수시로 계획을 다시 세워야 한다. 참고로, '여름방학 숙제 계획표'는 만들지 말기 바란다. '여름방학 숙제 계획'을 세운다면 하루 빈둥거릴 경우 다음 날 해야 할 분량이 늘어나는데, 오늘 하지 않은 일은 내일도 할 수 없다. 다음 날에 부담을 줄 것이 아니라 한 걸음 더, 근본적인 지점에서 계획을 재검토해야 한다.

그렇다고 계획대로 되지 않았을 때 자신을 탓할 필요는 전혀 없다. 미래가 어떻게 될지 알 수 없으므로 계획이 어긋나는 것은 당연하다. 그저 계획이 어긋난 것이므로, 있는 그대로 인정하고 현 상황에 맞게 계획을 수정하면 된다.

생각 ⑦ 현실적으로 상상한다

앞에서 상상할 수 있다면 그 목표는 달성할 가능성이 있다고
했다. 그리고 이것은 '상상이 현실에 가까울수록' 달성할 가능성
이 크다. 뭔가 막연하게 상상하는 것만으로는 달성되지 않는다.

내장지방을 제거하려면 살이 빠진 상태의 '원하는 체형과 건강'
을 갖게 된 자신을 가능한 한 현실적인 모습으로 상상해 보자. 그
'현실적인 상상'은 유혹을 이겨낼 때도 당신을 돕는다.

현실적인 상상은 또 다른 효과가 있다. 강한 욕구와 현실적인
상상은 행동으로 이어지기 쉽다. 효과적인 방법으로는 목표를 쓴
뒤 수시로 확인하고 계속 수정해 나가는 것이다. 매일매일 계획과
목표를 수정하고 그것을 달성한 모습을 상상해 보자.

생각 ⑧ 철저한 현실주의자가 된다

살을 뺄 수 있고 쉽게 뺄 수 있다고 생각하는 사람은 실제로는
살이 빠지지 않고, 뺄 수 있지만 쉽지는 않을 것 같다고 생각하는
사람은 살을 빼게 된다는 연구가 있다.

요요현상이 나타나는 사람의 상당수는 근거 없는 자신감을 가

지고 '살 빼기는 쉽지'라고 생각한 경우다. 쉽다고 생각하기 때문에 유혹을 피하지 않고, 의지력이 약해지는 타이밍이 오면 그 유혹에 넘어간다. 폭식해도 '살을 쉽게 뺄 수 있다'라고 생각하기 때문에 브레이크가 망가진다. 그래서 '쉬워!'라고 생각하는 사람일수록 요요현상이 나타난다.

현실을 제대로 바라보자. 불편한 것도, 인정하고 싶지 않은 것도 모두 받아들이자. 현실을 외면하지 말고 똑바로 보는 것이 중요하다. '간단하지 않지만, 나라면 어떤 방법을 써서라도 살을 뺄수 있다'라는 한결같은 의지가 있어야 원하는 몸매와 건강을 얻고 또 유지할 수 있다.

내장지방 제거 방법이
감염병도 막는다

면역력을 높이면서 지방도 제거한다!

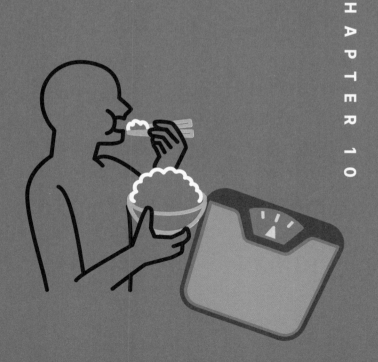

감염 가능성을 0으로 할 수 없으므로 '면역력'을 강화한다

이 책을 집필하던 중, 신형 코로나바이러스 팬데믹이라는 세계적인 사건이 발생했다. 사회적 또는 정책적 대책은 다른 책에 양보하고 여기서는 '개인적인 방어 기술'에 대해 살펴보자. 팬데믹에 대한 '개인적인 방어 기술' 중 일반적으로 알려진 것은 손 씻기, 마스크, 가글 세 가지 정도다.

이것은 당연히 유효한 대책이지만, 확실하게 지켜도 감염증에 걸리는 경우가 자주 발생한다. 감염증에 자주 접촉하는 의사와 간호사는 이 세 가지를 철저히 지키고 있지만 그럼에도 감염되기도 한다.

신종 코로나바이러스가 발생한 이후 관리를 확실하게 해야 할 의료 종사자가 몇 명이나 감염되어 목숨을 잃었다. 마찬가지로 매년 인플루엔자 계절이 오면 이 세 가지 '손 씻기, 마스크, 가글'을 그토록 강조하지만 결국 인플루엔자는 유행한다.

아무리 손을 씻어도 접촉 감염의 위험이 완전히 없어지지 않는다는 것은 분명하다. 24시간 365일 내내 마스크를 계속 착용할 수 없고, 그러다 보면 어느새 어딘가에서 병원체에 접촉하게 된다. 택배 박스를 받으면 소독약을 뿌리는 사람도 있지만, 그보다 훨씬 중요한 것이 있다. 바로 '면역력 향상'이다.

면역력을 향상시키는 것은 이 책에서도 반복해 온 핵심 내용이다. 지금까지 계속 언급해 온 내장지방을 제거하기 위한 방법이 그대로 면역력 향상으로 이어지는 것이다.

① 고단백 및 당질 제한

② 비타민B, C, E

③ 비타민D, K

④ 미네랄(아연, 마그네슘, 셀레늄)

단백질이 모든 신체 조직을 만들고 복구하는 데 필요하다는 것은 이미 언급했다. 단백질 섭취량의 기준과 비타민과 미네랄 섭취량의 기준은 8장의 표를 참고하기 바란다.

처음으로 등장하는 셀레늄에 대해서는 뒤에서 설명한다.

비타민B, C, E와 면역력

이 세 가지 비타민은 항상 세트로 필요하다. 비타민E는 수용성 비타민(B와 C)이 세포막 안으로 들어가는 데 필요하다. 부족한 경우 비타민B와 C가 효과를 충분히 발휘하지 못한다. 비타민B군은 에너지를 만들어 내는 데 중요한 역할을 한다. 면역 세포도 비타민B군이 부족하면 에너지 부족으로 기능이 약해진다.

비타민C는 면역력과 바로 직결된다. 비타민C는 면역 세포 일부(대식세포, 림프구, NK세포)의 증식 및 활성화를 촉진하여 면역력을 높인다. 한편, 급성 바이러스 감염증 등으로 몸이 심한 스트레스 상태에 있는 경우 체내의 비타민C가 급속도로 감소한다. 그러면 활성 산소에 의한 산화 손상을 억제하는 비타민C의 효과가 줄어들어 세포의 기능이 저하된다. 즉, 비타민C는 감염 전 예방을 위해서도, 감염된 후의 중증화 예방을 위해서도 매우 중요하다.

비타민D, K와 면역력

비타민D는 면역에 관련되며, 감염증의 위험을 낮출 수 있다. 또한 기도 감염증과 관련하여 다음과 같은 효과가 있다.

- 세균 감염증의 위험성을 낮출 뿐만 아니라, 바이러스 생존율과 복제 속도를 늦출 수 있는 펩타이드 생성을 유발한다.
- 폐의 내층에 염증이나 손상을 초래하고, 폐렴이나 급성호흡곤란증후군ARDS을 유발하는 단백질을 감소시킨다.

비타민D가 결핍될 경우 사망률이 높다는 발표도 있다.

- 인도네시아 국립 병원의 전자 진료 의무 기록에 따라, 신형 코로나바이러스로 입원한 후 생존한 환자 400명과 사망한 환자 380명에 대해서 분석하였다.
- 생존한 환자의 93%가 입원 시의 혈중 비타민D가 정상치였던 것에 비해 사망한 환자는 불과 4.2%만 정상치였다.
- 사망한 환자의 95.8%가 비타민D 저하($30ng/ml$ 미만) 혹은 결핍($20ng/ml$ 미만) 상태였다.
- 신종 코로나바이러스로 인한 혈청 비타민D 농도가 저하되어 결핍($20ng/ml$ 미만) 상태가 되면, 정상치인 사람에 비해 사망률이 10.1배나 높다.

비타민D 부족으로 인한 사망 위험성이 상당히 높아질 가능성을 시사한 발표다. 비타민D를 보충제로 섭취하는 경우에는 비타민K를 필수적으로 섭취해야 한다. 비타민D를 섭취함에 따라 비타민K의 소비가 증가해서 비타민K의 결핍증을 일으키기 때문이다.

아연과 면역력

아연은 체내에 200종류가 넘는 효소의 작용을 활성화하기 위해 필요하다. DNA의 합성 외에, 단백질을 만들고 당질 대사에도 빼놓을 수 없는 미네랄이다.

아연이 결핍되면 면역력이 저하된다. 아연 결핍으로 면역력이 떨어질 때는 우리 몸에서 다음과 같은 변화가 나타난다.

- 면역 세포를 성숙시키는 기관인 흉선이 줄어든다.
  (흉선은 흉골 뒤쪽의 심장에 위치한 기관)
- T세포(면역 세포)의 기능에 이상이 발생
  (공격 상대를 인식하기 어려워짐)

그 외에 아연은 수지상세포 dendritic cell와 비만세포 mast cell 같은 면역 세포의 기능에도 관계된다. 아연은 결핍되기 쉬운데, 면역 시스템의 '본체'라고 할 수 있는 중심 부분에 깊이 관련된다.

팬데믹 시대에는 필수 미네랄이라고 할 수 있다.

다만, 미네랄은 과다 섭취할 경우 중독을 일으킨다. '먹을수록 건강해지는' 것이 아니므로 과다 섭취를 피한다.

마그네슘과 면역력

마그네슘은 몸 안의 700개 이상의 효소가 작용하기 위해 필요한 미네랄이다. 에너지 대사에도 관여하기 때문에 부족하면 에너지를 만들지 못한다. 면역 세포의 에너지가 부족하면 면역력이 저하되는 것이다.

비타민D의 중요성도 설명했는데, 마그네슘은 비타민D의 작용에도 깊이 관여한다. 비타민D의 흡수와 활성화에 모두 마그네슘이 반드시 필요하기 때문이다. 마그네슘을 과다 섭취할 경우 중독을 일으키므로 주의한다.

셀레늄과 면역력

이 책에서 처음 등장하는 미네랄인 셀레늄selenium은 셀렌selen

이라고도 한다. 아연과 마그네슘보다 잘 알려지지 않은 미네랄이다. 셀레늄은 비타민E와 비타민C와 함께 체내에서 강력한 항산화력으로 활성산소를 제거해서 몸을 보호해 준다. 미네랄 중 '항산화력' 면에서는 가장 강력하다.

이 때문에 나는 자주 '최강의 항산화 미네랄은 셀레늄'이라고 말하기도 한다. 중증 감염증의 경우 산화 손상이 많이 발생하기 때문에 셀레늄의 작용이 중요하다. 미국 임상영양학회지에는 '셀레늄이 신종 코로나바이러스의 병원성을 약화시킬 가능성이 있다'는 논문도 게재되었다.

셀레늄도 많이 섭취하면 과다 섭취에 따른 건강에 문제가 발생하므로 주의한다. 미네랄은 과다 섭취시 중독을 일으키므로 과다 섭취는 피한다. 셀레늄의 권장 섭취량은 하루 $100\mu g$이다(한국인의 1일 권장섭취량은 $60\mu g$이고, 상한 섭취량은 $400\mu g$이다 —편집자주). 단독 보충제로 섭취하는 것이 좋다.

내장지방 제거 = 면역력 향상

'손 씻기, 마스크, 가글'을 하면서 주의해도 감염병에 걸릴 수 있다. 이 세 가지 외의 대책이 '면역력 상승'이다. 저항성을 높이면 감염을 예방하고 중증화를 막을 수 있다.

비말 감염(기침, 재채기 등을 할 때 나오는 침 방울을 통한 감염)은 마스크를 착용하면 막을 수 있다. 하지만 접촉 감염(피부나 점막 접촉으로 감염)의 경우에는 방어하기가 매우 어렵다. 가정 내에서 서로 격리(증상이 없는 가족도 감염 가능성 있음)하거나 물건을 주고받을 때 완전 소독 및 멸균해야 접촉 감염을 막을 수 있는데, 집안에서 이런 대책을 실천하기란 현실적이지 않다. 또 팬데믹이 발생했을 때 치료 방법이 없었던 것이 일반적이다. 지금까지 몇 번이나 세계를 덮친 팬데믹이 한창일 때 '특효약'이 발견되어 사람들을 치료할 수 있었던 적은 없었다.

감염을 견딜 수 있는지 여부는 우리 각자의 면역력에 달려 있다. 신종 코로나바이러스일 때도 당뇨병 등의 질병이 있는 사람은 중증화되기 쉽다는 것을 알았다. 팬데믹 시대이므로 이 책을 참고로 하여 내장지방 제거와 동시에 면역력 향상을 목표로 해 보자.

마 치 는 글
자책할 필요는 없습니다,
이제부터 달라지세요

누구든 '반성하지 않아도 된다'는 것을 알려드리고 싶었습니다.

성실한 사람일수록 이런저런 반성을 하게 됩니다. 이 책을 읽고 '아, 이건 안 되는 건가', '그렇게 하면 건강하지 못한 건가', '좋다고 생각했는데…'라고 생각한 독자도 있을 겁니다. 그런 생각은 자기 부정 또는 자기 이미지 하락으로 이어지고, 결국 새로운 일에 도전할 의욕을 잃게 됩니다.

자신을 탓할 필요는 없습니다.

건강에 전혀 신경 쓰지 않는 사람은 별로 없을 것입니다. 지금까지 자신이 해 온 노력은 그대로 인정해 주세요. 그런 다음 이제부터 달라지면 됩니다.

흔히 '자기 긍정감은 도박판의 판돈과 비슷하다'고 합니다. 포커에서 가진 돈이 적으면 판돈을 적게 걸어야 합니다. 반대로 가진 돈이 많으면 과감히 도전할 수 있죠. 현상을 '있는 그대로' 파악하고, 자기 긍정감을 높게 유지한 채 새로운 것에 도전해 나가시기를 바랍니다.

많은 사람이 무슨 일이 생기면 행동을 멈추고, 슬퍼하고, 원망하고, 공격하기도 합니다. 하지만 넓은 시점으로 보면 그 앞에는 반드시 '미지의 세계'와 '희망'이 있습니다. 생각을 어느 방향으로 향할 것인가에 따라서 우리에게 보이는 세상은 크게 달라집니다. 부디 여러분은 이 책의 내용뿐만 아니라, 이 희망과 신비한 미지의 세계에 눈을 뜨기 바랍니다. 이 책이 줄 수 있는 가장 중요한 것은 바로 '깨닫는 것'입니다.

지금까지 우리가 알아 온 정보량은 우리 앞에 펼쳐진 '큰 미지의 세계'에 비하면 큰 바닷속의 물 한 방울에도 미치지 못합니다.

이 책을 집필하는 도중에 신형 코로나바이러스의 팬데믹이 시작되었습니다. 이런 일이 일어날 줄은 우리 대부분이 예상하지 못했고 갑자기 세상이 바뀐 것 같았습니다. 지금까지 당연하게 해왔던 일도 '감염을 확산시키므로 하지 말아야 하는 일'이 된 것이 많아졌습니다. 앞으로도 이런 큰 변화가, 그 외의 많은 변화와 함께 일어날 것입니다. 그런 가운데 확고한 생각을 알려드리고자 이 책을 집필하게 되었습니다.

충분히 이해하게 되면 분명 자신감으로 이어질 것입니다. 넓은 시야로 앞날을 내다보고 미지의 세계를 헤쳐나가길 바랍니다.

—미즈노 마사토

일 년에 14kg 쏙!
내장지방 말리는
가장 의학적인 방법

1판 1쇄 2022년 8월 20일 발행

지은이 · 미즈노 마사토
옮긴이 · 박유미
펴낸이 · 김정주
펴낸곳 · ㈜대성 Korea.com
본부장 · 김은경
기획편집 · 이향숙, 김현경
디자인 · 문 용
영업마케팅 · 조남웅
경영지원 · 공유정, 신순영

등록 · 제300-2003-82호
주소 · 서울시 용산구 후암로 57길 57 (동자동) ㈜대성
대표전화 · (02) 6959-3140 | **팩스** · (02) 6959-3144
홈페이지 · www.daesungbook.com | **전자우편** · daesungbooks@korea.com

ISBN 979-11-90488-37-2 (03510)
이 책의 가격은 뒤표지에 있습니다.

Korea.com은 ㈜대성에서 펴내는 종합출판브랜드입니다.
잘못 만들어진 책은 구입하신 곳에서 바꾸어 드립니다.